MEISTER DER GEDANKEN

BEFREIE DEINEN GEIST UND DEIN ARSCH WIRD FOLGEN

SEBI HEINDL

Gedruckt von Amazon Media EU S.à r.l.
'5 Rue Plaetis, L-2338, Luxemburg

ISBN-13: 978-9949-01-277-0

INHALTSVERZEICHNIS

VORWORT

„Das Leben ist kein Problem, das es zu lösen, sondern eine Wirklichkeit, die es zu erfahren gilt."
– Buddha

Hallo und herzlich willkommen!

Du hast mein Buch über Meditation gekauft und bist nun neugierig, was sich dahinter verbirgt und welche neuen Erkenntnisse und Erfahrungen du auf den folgenden Seiten sammeln kannst. Du hast vielleicht schon in das Inhaltsverzeichnis geschaut, um dir einen ersten Überblick über die vielen Themen zu verschaffen, die ich dir jetzt nahebringen will, weil sie alle mit Meditation zu tun haben. Du wunderst dich vielleicht auch, dass ein Meditationsbuch so viele verschiedene Inhalte aufweist, doch das hat alles seinen Sinn. Ich habe lange darüber nachgedacht und zuletzt aus meiner Erfahrung und auch aus der Intuition heraus genau die Fragen über Meditation aufgegriffen, die mir immer wieder gestellt werden, und sie hier beantwortet. Es ist ein umfangreiches Werk geworden, weil ich dir viele gute Tipps aus meiner Coaching-Praxis geben will, damit du – ja, was? Was ist eigentlich das Ziel dieses Buches? Das Ziel dieses Buches ist, dass du dich selbst besser kennenlernen kannst und dadurch mehr in deine innere Mitte kommst, aus der heraus ein Leben in Intuition und der Einstieg ins Meditieren überhaupt erst möglich sind. Die Meditation verschafft dir mehr Klarheit, wer du wirklich bist, was du wirklich willst in deinem Leben und welche Werte du hast, und dadurch erlangst du spielerisch mehr Selbstbewusstsein. Mit dieser Klarheit deines Bewusstseins, das du durch die regelmäßige Meditation erlangst, können in der Folge auch dein Selbstvertrauen, deine Gelassenheit und deine Lebensfreude wachsen und geradezu aufblühen wie eine Blume.

Wie erreicht mein Buch dieses Ziel, dich in die Klarheit und dadurch in die Gelassenheit zu bringen? Nun, ich will dir zuerst zeigen, welche Muster und Gewohnheiten bei dir schon vorhanden sind und wie du in deinem Alltag durch diese Gewohnheiten gesteuert wirst. Hierbei geht es stark um das verbreitete Thema „negative Glaubenssätze“, das viele Menschen in meinen Coachings an mich herantragen. Ich will dir zeigen, wie du erlernt hast, negativ über dich selbst zu denken. Wenn du das erkannt hast, kannst du diese Gewohnheiten auch ändern, sodass sie nicht länger eine Belastung für dich sind, sondern ein kreatives Gestaltungsmaterial, dem du spielerisch deinen Willen aufprägst. Du lernst also, wie du die Kraft des menschlichen Geistes, der Enormes vollbringen kann, in deinem eigenen Tagesablauf auf die vielen Dinge anwendest, die dir das Leben schwer machen: deine Ablenkung, dein Hinausschieben, deine Angst vor deinen negativen Emotionen, die du nicht leben willst, und vieles mehr … Ich zeige dir, wie du diese Probleme angehen kannst und so dein Leben Schritt für Schritt ins Positive wendest, indem du Bewusstsein und Unterbewusstsein verbindest. Hierzu gebe ich dir alle Informationen, die du brauchst, um mit deinem eigenen Geist schöpferisch umzugehen und die Meditation für dich immer wieder zu einem persönlichen Erfolg werden zu lassen. Denn diese spannende Reise ins Land der Erkenntnis über die Wirkweise deines Bewusstseins und Unterbewusstseins ist nicht theoretisch, sondern ganz praktisch ausgeführt mit vielen Übungen im Kapitel „Meditation in der Praxis“, die dir zeigen, wie du Meditation im Alltag lebst. Werde unbedingt auch Teil unserer Facebook-Community, wo wir uns mit Rat und Tat zur Seite stehen: meister-der-gedanken.de/facebook

Der Schlüssel zum Glück oder Unglück liegt in deinen Gedanken – das ist die Hauptaussage dieses Buches und das ist auch eine Erkenntnis, die Buddha hatte. Über diese Wahrheit sind sich im Übrigen auch viele spirituelle Meister, Philosophen und Psychologen aus alter und neuer Zeit einig. Deshalb stelle ich dir deren Einsichten immer wieder vor, sodass du auch eine kleine Schulung erhältst, die für sich gesehen schon wertvoll ist. Es ist also ein Lebens-Buch mit vielen historischen Rückblenden auf das, was die Menschheit schon über die Kraft des Geistes gelernt hat, bis hin zu neuesten Entdeckungen auf dem Gebiet der Bewusstseinsforschung, die im Grunde bestätigen, was der Mensch seit Jahrtausenden weiß. Das Bewusstsein erschafft Realität, es ist Realität, und ich will ich dir hier in Theorie und Praxis zeigen, wie du deine eigene Realität erschaffen kannst. Nebenbei machen wir auch immer wieder kleine Ausflüge in die Welt der modernen Kunst, in die Literatur und Musik, um dich darauf aufmerksam zu machen, welche tollen Literaten und Musiker diese Themen auch schon bearbeitet haben und was so unterschiedliche Charaktere wie Shakespeare oder David Bowie über das Bewusstsein wissen. Du kannst von überall her auf die Weisheiten, die in diesem Buch gesammelt sind, zugreifen – du kannst sie in deinen Alltag integrieren und das Buch kann dich, solange du es willst, auf deinem persönlichen Weg begleiten. Ich wünsche dir, dass du das Glück erkennst, das bereits in dir liegt!

Dein Sebi Heindl

.

MIT MEDITATION ZU MEHR GLÜCK UND ERFOLG IM LEBEN

DIE KRAFT UNSERER GEDANKEN VERSTEHEN: DU ERSCHAFFST DEINE REALITÄT

Wir wollen meditieren lernen und uns auf unserem Weg zum Glück selbst besser kennenlernen, doch wie fängt man das an und was ist eigentlich „Meditation“? Jeder von uns hat schon eine ungefähre Vorstellung davon, dass Meditation eine geistige Praxis ist, also eine Praxis, die aus dem Geist – den Gedanken – stammt, und das ist auch zutreffend. Wenn wir also einen Einstieg in die Meditation suchen, müssen wir uns zuerst damit beschäftigen, was das Geistige überhaupt ist, mit dem wir arbeiten, woher unsere Gedanken kommen und was sie auslösen können. Unsere Gedanken sind die wahre Matrix der Realität, denn sie formen unsere Wirklichkeit und die Qualität unseres Seins. Je schneller wir das verstehen, umso erfolgreicher werden wir auch als Schöpfer unserer Realität durch Gedankenlenkung und umso mächtiger kann das Werkzeug der Meditation werden. Im Folgenden widmen wir uns daher der Kraft der Gedanken, den Hindernissen, die es auf dem Weg zur Wirklichkeitsschöpfung auszuräumen gilt, und den Chancen der Meditation als Schlüssel zu einem glücklichen und erfolgreichen Leben.

DAS PENDELEXPERIMENT UND DIE KRAFT DER GEDANKEN

„Der Geist beherrscht die Materie."

– Virgil (Poet, 19 v. Chr.)

Wenn du meditieren willst, arbeitest du mit der großen Kraft deines Bewusstseins. Diese Kraft ist dir weitgehend nicht frei zugänglich, sie ist unsichtbar wie Magnetismus oder Elektrizität, doch sie kann sogar Körper beeinflussen. Ein einfaches Pendelexperiment aus dem Alltag soll dir verdeutlichen, was ich meine. Ein Pendel ist ein Instrument zur Steuerung unserer Gedanken; es zeigt uns zugleich, wie Gedanken Wirklichkeit erschaffen. Ich kann dir nur ans Herz legen, dieses Experiment wirklich zu machen, damit du die folgenden Ausführungen über Meditation auch richtig verstehst. Das Pendelexperiment kannst du zu Hause ganz bequem durchführen, es erfordert keinen Aufwand und nur wenig Zeit, doch seine Ergebnisse sind immer wieder verblüffend. Es funktioniert allerdings nur, wenn du mit spielerischer Leichtigkeit an die Sache gehst, also ohne ein Ziel damit zu verfolgen – wie ein kleines Kind, das einfach nur experimentiert. Wenn es nicht gleich beim ersten Mal klappt, entspann dich und versuch es noch mal. Bitte lass dieses Experiment auf keinen Fall aus.

Nimm einfach einen Ring oder etwas anderes, womit du pendeln kannst, und binde diesen Gegenstand an eine kleine Schnur. Male dann einen Punkt auf ein Blatt Papier und zeichne ein Fadenkreuz darüber, damit du eine Orientierungshilfe hast, um die Bewegung deines Pendels später nachzuvollziehen. Dann hältst du die Pendelschnur über eine ebene Oberfläche (zum Beispiel eine Tischplatte), auf die du das Papier gelegt hast, und beobachtest genau, wie sich das Pendel bewegt. Zuerst wird es vielleicht wild ausschlagen in die eine oder andere Richtung, oder es wird sich gar nicht bewegen und einfach stillstehen – und alles das ist auch in Ordnung, denn du sammelst zunächst einfach eine Erfahrung durch Beobachten deines Pendels. Dann fokussierst du deine Gedanken und befiehlst dem Pendel innerlich, sich nach links zu schwingen oder sich im Kreis zu drehen. Mit etwas Übung gelingt es dir mit der Zeit spielerisch und das Pendel folgt dem Appell, den du ihm in Gedanken gegeben hast. Natürlich bewegst du dabei deine Hand nicht! Mit wachsender Verblüffung wirst du feststellen, dass das Objekt, das du hältst, das Pendel, sich deinem jeweiligen Gedankenspiel und Richtungsappell immer beugt und sich in die Richtung bewegt, die du beabsichtigst –

und das ist tatsächlich nicht nur ein tolles Experiment, sondern auch ein brillantes Gleichnis für die Kraft der Gedanken, die wir immer in uns tragen.

Noch einmal: Bitte lass dieses Experiment auf keinen Fall aus. Mach es unbedingt, bevor du weiterliest!

Die Tatsache, dass du das wunderbare Pendelexperiment beliebig oft wiederholen kannst und es immer wieder dieselben Ergebnisse erzeugt, nämlich dass die Pendelbewegung der in deinen Gedanken gewünschten Richtung folgt, beweist, dass du jederzeit ein Träger solch mächtiger Gedanken bist, dass du die Materie und deren Bewegung beeinflussen kannst. Das bedeutet auch, dass es keinen richtigen Moment gibt, den man abpassen müsste, um mit der Kraft des Geistes erfolgreich zu sein, sondern nur die richtige Achtsamkeit und Konzentration. Du musst auch nicht auf bestimmte Umstände warten, um die Kraft deines Geistes zu beweisen, denn sie ist immer da und schlummert als Möglichkeit in dir. Der Moment der Kraft ist immer jetzt! Der Ort der Kraft ist immer hier! Ich sage dir das als jemand, der die Bedeutung von „Kraftorten“ kennt und selbst lange Zeit in indischen Ashram-Tempeln verbracht hat. Mir ist bewusst, dass es Orte mit ganz besonderer Energie gibt. Und dennoch sage ich dir, lass dich nicht davon abbringen, wenn du meditieren willst – du kannst das im Prinzip überall auf der Welt und in jeder Lebenslage tun. Diese, von den meisten von uns weitgehend ungenutzte enorme Möglichkeit unseres Bewusstseins wollen wir jetzt erwecken und praktisch nutzen, denn genau das ist der Inbegriff erfolgreicher Meditation: die Anwendung der jederzeit verfügbaren, aber meist in ihrem Potenzial ungenutzten Kräfte deines Geistes. Denn wenn du durch deine Gedanken jederzeit solche Kräfte besitzt, dass sich sogar die Materie dem beugt, wird es dann nicht Zeit, diese zu nutzen – für dein Glück und deinen Erfolg?

Bitte gönne dir jetzt einen Moment, um über das gerade Erfahrene nachzudenken. Du kannst mit deinem Geist, mit deinem Bewusstsein Materie beeinflussen. Ist dir das wirklich bewusst? Diese Erkenntnis ist bahnbrechend, wenn du sie richtig betrachtest. Und nun, da du es weißt, kommst du dir noch immer ohnmächtig, arm oder schwach vor? Wie kannst du denn ohnmächtig, arm oder schwach sein, wenn dein Geist solche Kräfte hat? Es liegt nur an dir, diese Kräfte auch zu nutzen. Ich will, dass du diese fundamentale Einsicht von der Kraft deines Geistes verstehst, denn sie ist die Grundlage der gelungenen Meditation, und sie ist noch mehr – deine Gedanken sind der Stoff deines Lebens, die Essenz deines Glücks. Diese tiefe Erkenntnis über die Macht des Geistes ist übrigens in allen Weltreligionen vorhanden, alle religiösen und spirituellen Meister kennen sie und wiederholen sie über Jahrtausende. Buddha sagte: „Wir sind, was wir denken. Alles, was wir sind, entsteht aus unseren Gedanken. Mit unseren Gedanken formen wir die Welt." Er hatte also richtig erkannt, dass der Geist die Materie beherrscht, indem Gedanken die Wirklichkeit formen. Buddha wusste vor dreitausend Jahren schon genau Bescheid über die immense Macht des Geistes. Genau diese Macht lernst du jetzt in deiner Meditation anzuwenden.

DIE UMSTRITTENE ROLLE DES VERSTANDS – HELFER ODER HERRSCHER?

„Mein Leben war voll von schrecklichem Unglück, von dem das meiste gar nicht eintraf."
– Michel de Montaigne

Wir leben in einer Gesellschaft, die vom Verstand geprägt ist und sich vom Verstand und seinen Leistungen her definiert, ob uns das gefällt oder nicht. Der bekannte Naturwissenschaftler und Philosoph Carl Friedrich von Weizsäcker (1912 bis 2007) sprach deshalb bereits in den Achtzigerjahren von unserer westlichen Kultur als einer „Verstandeskultur", denn sie sei auf den Verstand gegründet und identifiziere sich mit diesem. Indem wir uns im Westen, also in Europa und den USA, auf den Verstand gründen, argumentiert von Weizsäcker, bilden wir eine ganz eigene unverwechselbare Kultur; diese sei maßgeblich für das, was den Westen philosophisch ausmache. Der Verstand, nicht die Gefühle oder die Intuition, hat nach Meinung dieses Philosophen den Westen weltweit führend gemacht, politisch-demokratisch, gesellschaftlich und wirtschaftlich. Den Bürgern der Ersten Welt falle die Identifikation mit dem Verstand so leicht, weil sie durchweg mit positiven Werten verbunden wird. Diese Identifikation mit dem Verstand und seinen Werten ist jedoch nicht nur etwas Gutes, sondern auch ein Problem – nicht nur für eine Zivilisation im Ganzen, sondern auch für den Einzelnen, und zwar insbesondere, wenn er zu meditieren beginnt. Denn in deinem Verstand liegen auch Ablenkungen, Ängste, falsche Annahmen über die Wirklichkeit, kurz: das ganze „Kopf-Kino", das du dir dauernd machst und das so weit von der Realität entfernt ist. Deshalb sagte ja der Philosoph Montaigne, den ich zu Anfang zitiert habe, dass sein Leben voll war von schrecklichem Unglück, von dem das meiste nie eintraf. Was er meinte, war – er machte sich selbst verrückt durch seine Sorgen. Das passiert, wenn man zu sehr im Kopf lebt. Durch den Verstand kannst du dich oft sehr weit von deiner inneren Mitte entfernen, von deiner Intuition und der Erfahrung des Hier und Jetzt, die Ausgangspunkt der gelungenen Meditation ist.

Verstehe mich nicht falsch, der Verstand ist eine tolle Sache und ich bin froh darüber, dass ich hier, während ich gerade diese Zeilen für dich schreibe, auf Erzeugnisse des Verstandes zurückgreifen kann – Telefon, Computer, Internet, Autos und Flugzeuge zum Reisen und Weltentdecken und vieles mehr –, entstanden aus der Arbeit des Verstandes und der analytischen, mathematischen Vernunft. Es ist wunderbar, dass wir heute darauf zurückgreifen können. Auch möchte ich keinesfalls bestreiten, dass eine politische Form wie die Demokratie und ein Wirtschaftssystem mit sozialen Leistungen, das ebenfalls vom Verstand ausgeht, viel Gutes für sich haben. Kurz, der Verstand und seine Leistungen erschaffen Werte, auf die wir stolz sein können – da hat von Weizsäcker wirklich nicht Unrecht. Und hiermit kommen wir zu einem weitverbreiteten

Vorurteil der Meditationsszene, die oft auch ihre Probleme mit dem Anerkennen des Verstandes hat. Es ist falsch, wenn manche spirituell interessierten Menschen glauben, sie müssten den Verstand ganz ablehnen oder ihn als Feind der Spiritualität betrachten. Der Verstand und die damit einhergehende Verstandeskultur gehören ganz einfach zu unseren Selbstverständlichkeiten und es gibt auch einen Platz dafür. Wir brauchen eine Verstandeskultur, möchte ich damit sagen, doch wir brauchen nicht nur eine Verstandeskultur, sondern die Verstandeskultur sollte erweitert und ergänzt werden um die Intuition und somit den Zugang zum Meditieren. Ähnlich wie unsere linke und rechte Gehirnhälfte zusammenwirken müssen, muss auch unsere Kultur die Verstandeswerte und Prozesse, die sie hat, verinnerlichen und ausbalancieren mit der anderen Seite, den schöpferischen und bildhaften Intuitionsprozessen.

Der Verstand ist ein ganz wunderbarer Helfer und ich möchte auch sagen: Er ist ein völlig unverzichtbarer Helfer in unserer modernen Gesellschaft, aber er ist ein schlechter Herrscher. Zum Herrscher wird er immer dann, wenn er unwidersprochen, nicht korrigiert und einseitig regiert und die Stimme der Intuition unterdrückt wird, sodass der Mensch zuletzt zum Automaten wird, der nur noch auf Ratio-Appelle („Du sollst das!“, „Du sollst das nicht!“) reagiert und bei allem Tun nach der Zweckmäßigkeit fragt. Ein solches Dasein ist freudlos und irgendwie auch sinnlos, und es führt viele direkt in die Depression oder in den Burn-out. Das geschieht, wenn der Verstand – den wir sehr wohl brauchen – einseitig zur allbeherrschenden Kraft und zum Herrscher gemacht wird und er die Intuition völlig in den Hintergrund verdrängt. Beides ist wichtig, Intuition und Verstand, und die Intuition als Schlüssel zur enormen Kraft des Unterbewussten erschließt dir zugleich auch die meditative Arbeit. In der Meditation brauchen wir nämlich den Zugang über die Intuition, über die rechte Gehirnhälfte, die David Bowie einmal so treffend als „the wrong side of the brain“ (die falsche Seite des Gehirns) bezeichnet hat, „where the magic happens“ (wo die Magie stattfindet). Der Jahrhundert-Sänger, der sich sehr intensiv mit Meditation, Esoterik, Kabbala und vielen antiken Sinn-Systemen befasst hat, meinte mit dieser Aussage, in der rechten Gehirnhälfte, wo allerlei Kreatives, Intuitives und Irrationales prozessiert wird, geschähe die Magie. Und er hat Recht – Meditation ist tatsächlich der einfachste Begriff von Magie, den es gibt, und er führt geradezu zum Erfolg und zum Glück, wenn wir den magischen „Zauberstab" unseres Geistes richtig schwingen.

GLÜCK ALS FÄHIGKEIT DER GEDANKENLENKUNG

„Wenn du erkennst, dass es dir an nichts fehlt, gehört dir die ganze Welt."

– Lao-Tse

Glück hat Konjunktur! Es gibt offensichtlich kein Phänomen, das in den vergangenen Jahren so stark diskutiert wurde wie das Glück. Glück war ein Zentralthema auf Tagungen von Psychologen und Psychotherapeuten, es spielte eine große Rolle bei Fortbildungen von Theologen und Seelsorgern und auch aus dem Coaching-Bereich und der Spiritualität heraus entstanden zahllose Publikationen mit dem Titel „Glück" in verschiedenen Varianten. Doch was ist eigentlich Glück? Darüber streiten die Experten. Wie das immer so ist, wenn ein Thema populär wird, gab es eine starke Eigendynamik, die einen Dominoeffekt auslöste. Jeder wollte plötzlich ein Glücksrezept oder Glückspatent gepachtet haben und sowohl auf dem Buchmarkt als auch auf Youtube und überall in den modernen Medien machten sich konkurrierende Glückstheorien und ihre Verfechter den Anteil am Privileg, die Welt zu erklären, streitig. Doch in Wahrheit ist das Problem mit dem Glück sowohl viel einfacher als auch komplizierter. Einfacher, weil es keine allgemeine Formel für Glück gibt und zuletzt jeder selbst sein individuelles Glück finden muss: Mein Glück kann ganz anders aussehen als das deine und das ist in Ordnung so und kann einfach nicht bewertet stehen bleiben. Komplizierter ist die Glücksdebatte jedoch, da trotz der individuellen Komponente des Glücks auch eine allgemeinmenschliche existiert, die für uns alle gilt und nichts mit dem eigenen Geschmack oder den persönlichen Vorlieben zu tun hat. Diese Komponente ist das *Denken*.

Ja, du hast richtig verstanden, das Denken ist die allgemeine Konstante in der Glücksgleichung, die für uns alle Gültigkeit hat, denn Glück mag zwar für jeden konkret etwas anderes bedeuten (ein neuer Job, Gesundheit, ein Lottogewinn, spirituelle Erleuchtung oder mehr Zeit mit unseren Lieben), doch eines ist für alle gleich. Das ist die immense Macht unserer Gedanken: Keiner wird glücklich, wenn er seine Gedanken nicht lenken kann. Unsere Gedanken sind der wahre Gradmesser unseres Erfolgs, denn ohne Steuerung unserer Gedanken werden wir es weder schaffen, uns überhaupt auf ein Ziel auszurichten, noch uns dafür zu motivieren und zuletzt, uns auf den Weg zu mehr innerem Wachstum durch Meditation zu machen. Daher sagte der antike Philosoph Epiktet (50 bis 138 n. Chr.) bereits, dass kein Mensch glücklich sei, der nicht Herr sei seiner selbst. Damit meinte er, die Selbstbeherrschung sei die allgemeine Methode und Voraussetzung fürs Glück, die bei jedem Menschen funktioniert, egal welche konkreten Ziele er hat. Selbstbeherrschung bedeutet hier nicht nur die Körperbeherrschung, sondern auch die Beherrschung der eigenen Gedanken, denn ohne Gedankensteuerung sind wir nicht glücklich, sondern hin- und hergerissen oder vom Gedankenstrom aus blockiert. Ganz einfach ausgedrückt: Was macht uns glücklich? Unsere Gedanken! Was macht uns unglücklich? Unsere Gedanken! Von der Qualität unserer Gedanken hängt es ab, ob wir die aktuelle Situation positiv oder negativ bewerten, ob wir den Mut aufbringen, etwas zu ändern und ob wir bereit sind, Hindernisse zu überwinden, um erfolgreich leben zu können. Zum Glück können wir die Qualität unserer Gedanken bestimmen und müssen sie nicht wie ein Schicksal hinnehmen, davon wird im Folgenden noch oft die Rede sein.

Wir können die Qualität unserer Gedanken selbst bestimmen – also wir entscheiden, ob wir positiv oder negativ über etwas werten oder welchen Dingen wir überhaupt Raum geben in unserem Bewusstsein. Das stimmt – doch hier klafft eine große Lücke zwischen Theorie und Praxis. Obwohl du theoretisch über die Qualität deiner Gedanken entscheiden kannst, tust du es in der Praxis oft nicht. Ebenso, wie deine geistige Kraft ausreicht, um ein Pendel zu bewegen, und du diese gewaltige Ressource gewöhnlich nicht nutzt, ist auch die Qualität deiner Gedanken – ihre „Ladung“, physikalisch gesprochen – ganz von dir abhängig. Auch dieser mächtigen Ressource bedienen wir uns im Alltag nicht oft. Erinnere dich hierbei bitte einmal an das tolle Gleichnis, das uns der Sänger Tom Jones in seinem berühmten Song „Lazy on a sunny afternoon“ bietet. Dort geht es um einen reichen Mann, der – wie der Titel schon sagt – in der Sonne döst vor seiner großen Villa, aber er kommt nicht zur Ruhe, denn seine Gedanken schweifen ständig ab und lassen ihn keinen Moment ohne Reue genießen. Er denkt mit Sorgen an die Saufexzesse der letzten Nacht, an seine neue Freundin, die ihn gerade verlassen hat und sich bei ihren Eltern ausheult, an die cleversten Tricks, mit denen er dem Finanzamt begegnen will, weil die Steuerfahndung schon die Hände nach ihm ausstreckt, kurz – er hat in Wirklichkeit gar nichts von seinem Reichtum und seinem vermeintlichen Glück, weil er unentwegt Probleme wälzt und sich ständig das Rad seiner Sorgen in seinem Kopf dreht. Wäre dieser Mann nicht viel glücklicher, wenn er endlich Herr seiner Gedanken wäre? Könnte er nicht von einem wahren Erfolg sprechen, wenn er seine Gedanken richtig zu lenken vermöge? Wenn du jetzt ja sagst, denke bitte daran, dass dieser Reiche bei Tom Jones keine reine Kunstfigur ist, sondern ein Beispiel für uns alle. Wir sind doch alle, ungeachtet unserer realen Finanzen und unseres tatsächlichen Bank-Accounts, ein wenig so wie dieser privilegierte Mann, der vor lauter Sorgen gar nicht mehr dazu kommt, das Hier und Jetzt zu genießen – und somit die einzige Chance zum Glück, die immer im jetzigen Moment liegen mag. Im Hier und Jetzt kommt man nur an, wenn man dem Strom seiner Gedanken Einhalt gebieten und sie lenken kann, statt sich von ihnen lenken zu lassen. Das ist eine allgemein-menschliche Erkenntnis, die auf jeden zutrifft, vom Tellerwäscher bis zum Multimillionär. Deshalb sagt Buddha in seinen berühmten Belehrungen an seine Schüler auch diesen Satz: „Es gibt keinen Weg zum Glück. Glücklich sein ist schon der Weg." Indem Buddha sagt, das Glück selbst sei der Weg, sagt er zugleich auch, was Glück nicht ist: das Hinterherjagen, die Hetze, die Hektik und das ständige Gedankenkreisen um scheinbar Unlösbares. Der Schlüssel zum Glück ist die Beherrschung der eigenen Gedanken!

VOM STURM DER GEDANKEN UND DER „AUFSCHIEBERITIS“: WAS IST EIGENTLICH MEDITATION?

Meditation als Anwendung der Kraft des Geistes ist eine Technik, die in allen Kulturen der Welt vorkommt – in der einen oder anderen Form. Da wir die Kraft des Geistes und seine überwältigende Wirkung auf die Materie schon im Pendelexperiment kennengelernt haben, widmen wir uns jetzt in der Konsequenz dem eher praktischen Teil: Was hält uns eigentlich davon ab, erfolgreich zu meditieren? Was sind die inneren und äußeren Hindernisse auf unserem Weg? In diesem Kapitel werden wir erfahren, welche Faktoren die gewaltige und schöpferische Macht des Geistes, die wir alle in uns tragen, blockieren und ausbremsen, wie das Blockieren vor sich geht und wie wir es zuletzt schaffen, diese Blockaden zu überwinden. Hierbei betrachten wir zuerst unser Bewusstsein in seinem alltäglichen Status, dann die verinnerlichten Muster, die uns behindern, und wir lernen zuletzt, mit unserem Unterbewusstsein befreundet zu sein. Das ist ganz schön viel für ein einziges Kapitel – deshalb fangen wir gleich damit an!

UNSER BEWUSSTSEIN: DAS SCHREIBTISCH-GLEICHNIS

„Wenn sich deine alltäglichen Belastungen wie ein Gebirge vor dir aufbauen, dann wünsche ich dir, dass du Zeit findest, einmal von ganz oben auf dein Leben zu schauen.“

– Georg Lehmacher

Unser Bewusstsein kann mit vielem verglichen werden, mit

einem Windhauch, mit einer Nussschale auf dem Ozean, mit einem Himmel voller oder ohne Wolken, je nachdem, in welcher Gemütslage wir uns befinden – doch auch das Bild eines Schreibtischs ist heute zeitgemäß und sehr stimmig. Ein Schreibtisch ist eine Art manifestierte To-do-Liste, denn hier türmt und stapelt sich alles, was wir eigentlich längst angehen sollten. Ähnlich wie bei einem viel beschäftigten, aber schlecht organisierten Zeitgenossen heute der wirkliche Schreibtisch überquillt, weil er nicht mehr nachkommt mit dem Abarbeiten der Schriften und Projekte, ist bei vielen auch der innere Schreibtisch, die Platte unseres Bewusstseins, mit unerledigten Dingen und Themen vollständig überladen. Jedes ungelöste Problem kann wie ein „Brief“ angesehen werden, der auf deinem inneren Schreibtisch liegt und auf die Bearbeitung durch dich wartet, jede sinnlose Grübelei, die zu nichts führt, wie ein schwerer „Aktenordner“, der dir die Sicht versperrt. Das Überlasten des inneren Schreibtischs mit Problemen und Sorgen, die der Verstand nicht mehr bewältigt, ist kein Ausnahmezustand, sondern bei den meisten von uns die Regel. Da es sich als Regel etabliert hat, ist es sehr schwer, dagegen anzugehen und eine neue Regel aufzustellen – die der Ordnung und des Weglassens von Belastendem. Das Hauptproblem ist, dass viele gar nicht wissen, wo sie anfangen sollen, auf ihrem inneren Schreibtisch aufzuräumen, und dann lieber gar nichts tun. Sinnbildlich gesprochen ist unser blockiertes Bewusstsein der Grund dafür, dass wir uns so schwer damit tun, in einen Zustand der Meditation zu gelangen.

Wir finden oft einfach nicht in die Ruhe, weil wir ständig abgelenkt sind von den Gedanken, die uns in die Vergangenheit entführen (Was ist gestern geschehen?, Welche Antwort hätte ich meinem Ex geben sollen?) oder den Sorgen um die Zukunft (Liebt er mich mehr als die andere? Kann ich meinen Job behalten?) und all das weitere Geraune deiner Gedanken. All das türmt sich – symbolisch gesprochen – auf deinem inneren Schreibtisch auf und lässt dich in einem Zustand spannungsvoller Erwartung verharren, der aber nicht mit einem Einstieg in die Meditation gleichzusetzen ist. Wenn du meditieren und dadurch glücklicher und erfolgreicher werden willst, ist es unverzichtbar, dass du zuerst einmal die Existenz dieses inneren, unaufgeräumten Schreibtischs mit seinen Problemen von gestern und morgen zur Kenntnis nimmst und dann einen gangbaren Weg findest, mit dem Aufräumen zu beginnen. Denn du bist selbst für dein Glück verantwortlich – das ist eine Wahrheit, die du schon längst geahnt hast. Indem du jetzt Verantwortung für dein Leben übernimmst, gestattest du dir selbst, glücklich zu werden – und diese Verantwortung fängt im Denken an. Das ist leichter gesagt als getan, doch ich versichere dir, diese Methode gibt es und du wirst sie hier kennenlernen, und ab dann wird sie dich zuverlässig begleiten.

DAS VERBREITETE PROBLEM, UNSERE GEDANKEN ZU ORDNEN

„Vereinfache das Komplizierte und kompliziere nicht das Einfache."
– Johannes XXIII.

Wenn es darum geht, den „inneren Schreibtisch" zu ordnen, gibt es meist eine Vielzahl von gedanklichen Hindernissen, die uns hemmen, die Sache kräftig anzupacken. Wir scheuen uns – sinnbildlich – vor diesem Stapel Papier, vor dieser Akte, die dort seit Ewigkeiten liegt, vor dem Brief mit dem Absender, den wir nicht mögen und den wir vorsichtshalber gar nicht geöffnet haben. Alle diese Dinge auf dem inneren Schreibtisch stehen für ungelöste Probleme in unserem Alltag. Je länger wir diese vor uns hin- und herschieben, umso übermenschlicher erscheint uns die Kraftanstrengung, die vonnöten wäre, um sie ein für alle Mal auszuräumen. So geht es oft Stunden und Tage weiter, bis wir zuletzt vor lauter Aufschieben zu gar nichts gekommen sind und obendrein noch Frustration verspüren, denn tief in unserem Innern wissen wir ja genau, dass wir unseren „inneren Schweinehund“ endlich einmal überwinden sollten. Den Begriff des „inneren Schweinehundes“ als inneres Hindernis für Verbesserungen, den keine Sprache so schön wie die deutsche hat, und das eher neudeutsche und umgangssprachliche Bezeichnen des Aufschieben als „Aufschieberitis“ kennt man in der Wissenschaft jedoch unter einem vornehmen Namen – dort spricht man von „Prokrastinieren“, denn das bedeutet Aufschieben oder Verzögern auf Latein.

Prokrastinieren bedeutet genau genommen, einen Prozess zeitlich hinauszuzögern und immer wieder neue Ausreden zu finden, weshalb etwas längst Überfälliges jetzt doch noch nicht stattfinden kann. Das Problem mit dem Aufschieben ist so typisch menschlich, dass sogar Könige und Päpste sich diesem Thema gewidmet haben – auch der Papst Johannes XXIII. hat sich selbst beim Aufschieben ertappt und deshalb als Lebensregel formuliert: „Vereinfache das Komplizierte, kompliziere nicht das Einfache.“ Damit meinte er: Geh die Dinge doch endlich an und mache sie durch dein Aufschieben nicht noch umständlicher. Das ist ein weiser Rat, denn er zeigt dir die Folgen des Aufschiebens. Wer ständig prokrastiniert, wird nie fertig, da er die Dinge gar nicht erst in Angriff nimmt und somit alles unerledigt liegen bleibt. Durch das Hinauszögern lösen sich die Probleme ja nicht, wie allgemein bekannt ist, sondern bauschen sich nur noch weiter auf – und wie geht man dann damit um? Richtig: Durch noch weiteres Hinauszögern, weil man so entmutigt ist und glaubt, es wohl nie mehr zu schaffen, den Berg an Hindernissen abzutragen. Machst du das auch so, liebe Leserin, lieber Leser? Fühlst du dich schuldig im Sinne der Anklage? Dann sei bitte ganz unbesorgt, denn du bist in bester Gesellschaft und in zahlreicher Gesellschaft noch dazu, denn wir alle prokrastinieren schön vor uns hin, Tag für Tag und Jahr um Jahr, und auch egal, worum es geht, und irgendwann fragen wir uns einmal erstaunt, wie so viel Zeit vergehen konnte und alle Probleme noch ungelöst sind. Das hat etwas damit zu tun, dass all das, was du aufschiebst, für dich zu einer Art Eigendynamik wird und du dich ohnmächtig fühlst. Moderne Psychologen nennen dieses Phänomen

„Kontrollüberzeugung“: Wenn du die Überzeugung hast, selbst dein Leben zu kontrollieren, wirst du aktiv. Wenn du die Überzeugung hast, dein Leben hinge von anderen Leuten, Umständen oder eben dem unerledigten Kram auf deinem inneren Schreibtisch ab, bleibst du aber passiv und gefangen. Doch nun soll es darum gehen, wie du die Kontrolle über dein Leben wiedergewinnst. Kurz, wie du dich selbst überlisten und dem ewigen Hinausschieben ein Ende setzen kannst, damit die psychische Bremse gelöst wird, die nicht nur die Meditation blockiert und unseren persönlichen Zugang zum Innern versperrt, sondern unser ganzes Leben stagnieren lassen kann.

Wie so viele Dinge ist das in der Gruppe einfacher als allein. Wenn es dich motiviert, ein Problem zusammen mit Gleichgesinnten anzugehen, magst du vielleicht an meinem Praxiskurs teilnehmen oder Mitglied meiner Facebookgruppe werden: meister-der-gedanken.de/facebook

MEDITATION ALS GEDANKENKONTROLLE: HERR IM EIGENEN HAUS SEIN

„Wenn du zehn Probleme auf dich zukommen siehst, kannst du sicher sein, dass neun in den Graben fallen, bevor sie dich erreichen.“

– Calvin Coolidge

„Das Ich ist nicht Herr im eigenen Haus“ – das sagte vor rund hundert Jahren Sigmund Freud (1856 bis 1939), der Erfinder der Psychoanalyse. Was er damit meinte, war, dass unser Ich keineswegs imstande ist, all unsere Probleme zu lösen, und dass demzufolge das Aufschieben von Hindernissen und schwierigen Themen zu unserem Alltag gehört. Dadurch nimmt es uns oft genug den Kopf so ein, dass wir zwar an nichts anderes denken, aber auch nichts praktisch ändern können. Kommt dir dieses Dilemma nicht auch bekannt vor?

Es war natürlich auch dem großen Vater der Psychoanalyse nicht verborgen, dass wir Menschen lustig (oder auch unlustig) vor uns hin prokrastinieren, schwierige Themen immer wieder aufschieben und stets neue Ausreden dafür erfinden, sodass am Ende oft aus dem Aufgeschobenen ein wahrer Berg an größeren Problemen und Folgeproblemen geworden ist. Auch moderne Autoren der Psychologie wie Michael Repkowsky schreiben darüber, wie wir wichtige Aufgaben immer weiter vor uns herschieben und uns dadurch beherrschen lassen – oft im Glauben, dass uns andere negativ bewerten, egal, was wir tun. Das Phänomen ist uns sicher allen bekannt, doch fast keiner tut etwas dagegen. Das hat seinen Grund in der Schwierigkeit der Ursachenanalyse, denn so weitverbreitet und irrational unsere geliebte „Aufschieberitis" ist, so wenig wissen wir auch, warum sie überhaupt da ist.

Warum schieben wir eigentlich alles auf, was ist der Grund dafür? Zugegeben, der „unaufgeräumte innere Schreibtisch" mit all seinem Krempel kann recht entmutigend wirken, so wie ein Jugendzimmer, das gerade so aussieht, als hätte eine Bombe eingeschlagen – man wagt sich lieber gar nicht heran. Doch das wahre Problem mit dem Aufschieben und warum wir nicht wirklich Herr im Haus unserer Gedanken sind, sondern Getriebene, ist nicht nur, dass wir in einem Raum voller Unordnung nicht gern aufräumen. Das wahre Problem ist für Freud noch genauer erklärbar, denn es liegt darin, dass wir unsere Aufgaben gar nicht kennen oder erkennen und von daher gar nicht wissen, wie wir es anfangen sollen. Schuld daran sei das Unterbewusstsein. Freud unterschied in der Seele des Menschen zwischen dem Bewusstsein (also den bekannten und gesellschaftlich anerkannten geistigen Prozessen und Verstandesleistungen) und dem Unterbewusstsein (den irrationalen und gesellschaftlich verpönten Prozessen, Rachegelüsten, Ängsten und Trieben). Da viele Aufgaben, die wir bewältigen müssen, im Unterbewusstsein gespeichert seien, kämen wir gar nicht dazu, diese zu erfassen – sie machen uns lediglich Angst und wir scheuen uns, sie anzugehen. Der Grund, weshalb wir nicht aufräumen in unseren Gedanken, sei also nach dem Pionier der Psychoanalyse, dass wir vom Unterbewusstsein her blockiert seien. Doch die große Frage lautet natürlich: Wie können wir wissen, welche Blockaden wir im Unterbewusstsein haben, wenn diese doch per Definition unterbewusst, also dem Verstand gar nicht zugänglich sind?

JETZT WIRD AUFGERÄUMT IM INNERN: HINDERNISSE UND CHANCEN

„O was ist glückseliger, als frei von Sorgen zu sein!"
– Gaius Valerius Catull

Mit dem Aufräumen des inneren Schreibtischs ist die größte Hürde verbunden und zugleich auch die größte Befriedigung, wenn es gelingt – wer diese Hürde bewältigt, ist nicht nur der erfolgreichen Meditation viel näher gekommen, sondern auch seinem wahren Ich. Was das bedeutet, will ich dir gleich im Anschluss erklären. Doch zunächst zu der Hürde des Aufräumens, denn noch stehen wir ja noch – sinnbildlich – vor dem großen, unaufgeräumten Schreibtisch, prokrastinieren vor uns hin und hoffen, dass der Aktenberg mal von selbst verschwindet, was er aber nicht tut. Erinnerst du dich noch, was Sigmund Freud zu den unerledigten Problemen sagte, die im menschlichen Unterbewusstsein schlummern? Sie sind deshalb so schwer zugänglich, weil sie mit Ängsten, Trieben und unerwünschten Gefühlen verbunden sind, und gerade deshalb sind sie so gefährlich. Denn sie sind es, weshalb das Ich, wie der Vater der Psychoanalyse einmal so treffend sagte, „nicht Herr im eigenen Haus ist". Diese Gespenster aus dem Unterbewusstsein vertreiben unsere mutige Schaffensfreude des Bewusstseins und die Selbstsicherheit, aller Herausforderungen Herr werden zu können. Heute bestätigt uns das moderne neurolinguistische Programmieren, abgekürzt NLP, dass wir überhaupt nur durch die Beherrschung unseres Unterbewussten zum Erfolg kommen, denn dort lauern die Fehlerquellen, aber – richtig gehandhabt – auch die Kraft zum Überwinden von Hindernissen. Also sowohl Freud, der Pionier, als auch Bewusstseinsforscher von heute wissen, dass wir das Unterbewusste programmieren müssen, um überhaupt eigene Ziele zu erreichen – und uns nicht zu sabotieren.

Woher können wir aber wissen, was im Unterbewussten lauert und uns die Kraft nimmt, ins Bewusstsein und in die Gedankenkontrolle zu gehen? Es ist nicht einfach herauszufinden, zumal der Inhalt des Unterbewussten ein sehr individueller ist und bei jedem Menschen anders strukturiert. Jeder hat andere Erinnerungen und Ängste, die mehr oder weniger tief verschüttet sind. Dennoch gibt es Indizien dafür, worum es sich bei jedem Einzelnen handeln könnte. Prüfe dich einmal selbst: Wenn du „Unterbewusstsein" hörst, spüre bei dir selbst nach – erfüllt dich dieser Begriff spontan eher mit Freude, mit Gleichgültigkeit oder mit Unbehagen oder sogar mit Angst? Im letzteren Fall könnte es gut sein, dass sich bei dir viele verdrängte Gefühle aufgestaut haben und du eine Ahnung davon hast, dass hier viel im Argen liegt. Deshalb scheust du die Konfrontation und siehst schon den Begriff des Unterbewussten intuitiv als etwas Schlechtes oder Bedrohliches an. Aber keine Sorge bitte, wir bringen Licht ins Dunkel und zeigen eine altbewährte Technik, die dir hilft, nicht nur dein Unterbewusstes besser kennenzulernen (was bereits viel ist), sondern sogar auch, sich mit ihm zu befreunden.

Zuerst ist es wichtig, wie bei allen Ängsten, dass wir uns diese Ängste eingestehen. Die Angst – also konkret die Angst, sich mit dem eigenen Unterbewussten zu befassen – ist einfach da und darf auch da sein. Sage dir „Ich kann die Angst aushalten" und spüre, was diese Aussage bereits mit dir macht und ob du ein besseres Gefühl oder mehr Sicherheit bekommst. Dann sage entschlossen „Ich sehe mir jetzt mein Unterbewusstes an" und erspüre die Figuren, Themen und Emotionen, die aufkommen wollen. Was sich zeigen mag, kann ganz unterschiedlich sein und auch unerwartet, doch wichtig ist, dass du die Bilder vor deinem geistigen Auge einfach ohne Bewertung Revue passieren lässt und sie dir anschaust, um in Kontakt mit deinem Unterbewusstsein zu kommen. Wenn es dir zu viel wird, kannst du den Prozess gern auch abbrechen und am nächsten Tag wieder neu anfangen, denn das liegt ganz in deinem eigenen Ermessen. Du brauchst dich nicht zu überfordern, sondern du gehst mit dem dir eigenen Tempo vor – das ist am besten und am sichersten und führt unbedingt zum Erfolg, wenn du nur konsequent dabeibleibst und den Kontakt zum Unterbewusstsein immer wieder in den für dich passenden zeitlichen Abständen wiederholst. Mit der Zeit werden du und dein Unterbewusstes beste Freunde – Freunde eben, die sich alles erzählen, auch die negativen Gefühle, denn in einer wahren Freundschaft ist bekanntlich für schlechte Geheimnisse kein Platz. Rückhaltlose Ehrlichkeit schadet auch nicht unserem Ansehen, denn vor einem Freund müssen wir uns nicht verstellen.

Je besser wir mit der Zeit mit unserem Unterbewusstsein vertraut und befreundet werden, umso höher ist unsere Chance, dass der „innere Schreibtisch" mit all den Themen nach und nach aufgeräumt wird und unsere Hindernisse beim Einstieg in die Meditation verschwinden. Nützlicher Nebeneffekt: Die Freundschaft mit dem Unterbewussten hat die Macht, dich ungeheuer kreativ zu machen. Wenn du also in einem schöpferischen Beruf tätig bist oder sonst im Alltag viel Fantasie brauchst, kann es sein, dass das Befreunden mit dem eigenen Unterbewussten nicht nur deine Meditation beflügelt, sondern auch deine Imagination und du wie im Magic Flow tagelang malen, schreiben oder musizieren kannst – lass es mich wissen!

IM LAND DES NICHTWISSENS: FEHLANNAHMEN ÜBER MEDITATION UND RICHTIGSTELLUNG

Meditation ist ein schillernder Begriff: Jeder kennt ihn heutzutage und viele glauben, ihn völlig ausbuchstabiert zu haben, da sie so viel über ihn gelesen und gehört haben. Doch wenn man genauer hinschaut, erkennt man auch schnell, dass zehn Köpfe elf Meinungen über Meditation haben – und dass die meisten dieser Meinungen dazu auch noch falsch sind und statt Wahrheiten Irrtümer verbreiten. Das ist eine fatale Begleiterscheinung der allgemeinen Meditationswelle, die uns im Westen seit den Siebzigerjahren überrollt hat. Wo viel Licht ist, ist auch viel Schatten, und wo ein Thema eine hohe Verbreitung in der Öffentlichkeit erfährt, verbreiten sich leider auch die Fehlannahmen und Falschinformationen mit und verwässern das Bild darüber, was es eigentlich ist. In diesem Kapitel wollen wir uns daher den am meisten verbreiteten Fehlannahmen über die Art und Natur der Meditation widmen, diese ausräumen und berichtigen und zuletzt einen Weg aufzeigen, wie Meditation im Alltag mühelos und effektvoll gelingen kann und was wir dazu unternehmen können, durch Meditation tatsächlich glücklicher und erfolgreicher zu werden.

EINE KURZE VORBETRACHTUNG ZUR MEDITATION ZUM EINSTIEG

Du hast schon mal meditiert, bist in deiner Meditation aber nicht weit gekommen. Also besitzt du bereits ein Vorverständnis von Meditation. Es mag sein, dass du unter der Woche nicht die Zeit gefunden hast, um zu meditieren, obwohl du das täglich machen wolltest, oder dass dir bei deiner Konzentration ständig störende Gedanken dazwischengekommen sind, doch du hast zumindest schon ein paarmal die Praxis geübt, vielleicht auch ein Buch darüber gelesen, einen Workshop besucht oder sogar eine App angewendet, die dir beim Meditieren hilft. Also bist du ein „informierter Anfänger“ oder zumindest ein „interessierter Anfänger“ und suchst nun nach dem richtigen Vorgehen, um tiefer in die Klarheit deines Geistes zu kommen und diese Klarheit auch häufiger ungestört praktizieren zu können. Bevor ich dir nun zeige, wie man richtig meditiert und wie auch du bald „den Bogen heraus hast“ bei deinem Weg nach innen, beschreibe ich dir noch drei sehr populäre Fehlannahmen über Meditation, die du überall hörst. Denn du solltest gewappnet sein, wenn du von deinen Freunden oder Bekannten oder vermeintlichen Kennern der Meditation mit diesen Fehlannahmen konfrontiert wirst, damit sie dich nicht irritieren oder aus dem Gleichgewicht bringen. Diese Fehlannahmen lauten: Meditation bedeutet „nicht denken“, Meditation bedeutet exotische Praktiken, Meditation bedeutet Zeitaufwand. Alle diese – verbreiteten - Annahmen sind falsch, und ich erkläre dir, warum sie falsch sind und worin der Denkfehler liegt. Diese falschen Annahmen sollen dich nicht belasten, sondern dir im Gegenteil ganz anschaulich zeigen, wie es auch anders geht. Danach widmen wir uns der richtigen Meditation.

Falsch: Meditation bedeutet nicht „nicht denken“

Wir können nicht „nicht denken“ – ähnlich, wie wir nicht „nicht kommunizieren“ können. Der Mensch ist von Natur aus ein Denker und auch ein Mitteiler seiner Gedanken. Die Gedanken stehen nie still, und auch wenn uns das zuweilen beunruhigen und irritieren mag, ist es doch auch unvermeidlich, dass wir Gedanken haben, die sich permanent ablösen, sodass man von einem wahren Strom von Bewusstsein sprechen kann. Das ist eine sehr alte Erkenntnis, die weit in die Geschichte zurückreicht. Der antike Philosoph und Mystiker Cassian(er starb im Jahr 303 n. Chr.), der auch ein Menschenkenner war, sagte deshalb, der Strom unserer Gedanken sei immer tätig, ohne Unterlass, das sei gerade das Charakteristische am Menschsein. Ohne diesen Gedankenstrom sei der Mensch gar nicht vorstellbar. Wenn ein abgeschieden lebender

Denker vor fast zweitausend Jahren schon zu dieser Erkenntnis kam, dass der Mensch notorisch mit seinen Gedankeninhalten befasst ist, wundert es uns da, dass die moderne Psychologie und die Bewusstseinsforschung dasselbe sagen?

Hier gibt es jedoch Einspruch von manchen, die glauben, die Praxis der Meditation sei ganz ohne Gedanken zu vollziehen und nur das sei die wahre Meditation. Die Vorstellung, wir müssten ganz ohne Gedanken sein, wenn wir meditieren, ist aber sowohl psychologisch falsch als auch gar nicht umsetzbar, da es nicht in unserer Natur als Mensch liegt, nicht zu denken. Es gibt den Menschen praktisch nicht ohne Bewusstseinsinhalte. Sogar im Schlaf, im Traum und im Koma gibt es Bewusstseinsinhalte, die sich ablösen in einem nicht enden wollenden Reigen. Deshalb ist die Forderung mancher Mediationsfanatiker, nicht zu denken, einfach unsinnig und nicht umsetzbar. Etwas ist einfach immer, du kennst das sicher genau – und gerade, wenn wir uns auf die Meditation konzentrieren wollen, fällt uns die nächste Steuererklärung ein, Tante Inge kommt zu Besuch oder es schrillt das Handy. Das ist ganz normal – sowohl, dass unsere Gedanken abschweifen und nicht stillstehen können, als auch, dass der Alltag mit all seinen Herausforderungen einfach weitergeht, wenn wir zu meditieren versuchen.

Tipp: Setze dem Abschweifen der Gedanken keinen Widerstand und kein inneres Verbot entgegen, das die Situation nur erschwert. Nimm es einfach hin als eine Gegebenheit, erlaube es und beobachte gelassen, woher diese Gedanken kommen. Wenn du das konsequent umsetzt, ist auch dies bereits ein Teil gelungener Meditation.

Falsch: Meditation bedeutet exotische Praktiken

Unser Unterbewusstsein denkt bekanntlich in *Bildern*, nicht in Begriffen. Zum Thema „Meditation“ taucht vor unserem inneren Auge oft unwillkürlich das Bild eines im Lotussitz sitzenden Mannes oder einer in Räucherstäbchenduft gehüllten Frau auf, der oder die in besonderer Körperbeherrschung perfekte Posen einnimmt und dazu noch andächtig „Ohmmm“

säuselt. Das hat etwas damit zu tun, dass der große Boom der Meditation bei uns in Europa und den USA in den Siebzigerjahren stattfand und die ausklingende Hippie-Ära alles schick fand, was mit Indien zu hat. Doch diese Zeit ist lange her und die Gleichsetzung von Meditation und Indien, zumal in diesem so plakativen Bild, stimmt auch nicht. Verstehe mich hier bitte nicht falsch: Ich liebe Asien und lebe mit den Lehren Buddhas. Aber gerade durch meine internationalen Studien habe ich begriffen, dass unser westliches Bild von Meditation sehr lückenhaft ist. Meditation hat nichts mit exotischen Praktiken zu tun – erstens ist Meditation in Indien, woher die meisten uns bekannten Techniken stammen, überhaupt nicht exotisch, sondern Alltag, und zweitens ist es auch überhaupt nicht notwendig, einen besonderen Aufwand zu betreiben oder irgendwelche Kunststücke zu machen. Meditation bedeutet im Ursprung einfach Achtsamkeit für das, was in uns gerade vorgeht – und das ist auch in ganz banalen Alltagssituationen, in der U-Bahn, an der roten Ampel, beim Einkaufen im Supermarkt möglich.

Der Alltag ist kein Feind der Meditation, wie manche glauben, die sich schnell irritiert fühlen und Meditation immer als herausgehobene Sondertätigkeit betrachten wollen, sondern kann unendlich viele Situationen erschaffen, in denen unsere Achtsamkeit ihren Platz findet. Deshalb hat der brillante deutsche Mystiker Meister Eckhart (1260 bis 1327) auch gesagt: „Wer seines Gottes nicht habhaft ist im Stall und beim Herdfeuer, der hat ihn gar nicht." Das bedeutet aus der mittelalterlichen Lebenswelt übersetzt, wer seinen „Gott" (also das innere Ich) nicht im „Stall" (im Job) und beim „Herdfeuer" (im Haushalt) hat, der bringt es in der Meditation nicht weit, denn er geht von falschen Denkvoraussetzungen aus und unterteilt sein Leben in profanen Alltag und heilige, abgehobene Meditation. Dass dies ein alter Irrtum ist, beweist Meister Eckhart mit seiner Aussage. Er meinte, man solle nicht Alltag und Meditation trennen, sondern vielmehr den Alltag von der Meditation durchdringen lassen. Wer den Alltag mit Meditation verbinden kann, ist spirituell reif und ganz und daher auch glücklicher und erfolgreicher, denn er trennt nicht zwischen Lebenssituationen, sondern sieht alles gleichsam mit dem Auge der Achtsamkeit. Dieser Gedanke ist heute aktueller denn je!

Tipp: Verabschiede dich von dem weitverbreiteten Irrtum, Meditation sei nur etwas für gewisse Stunden oder für besondere Momente – wichtig ist lediglich dein achtsamer Fokus im Hier und Jetzt, egal wo du dich befindest und was du gerade machst.

Falsch: Meditation bedeutet Zeitaufwand

Wir kennen sie alle, die Guinnessbuch-der-Rekorde-Typen. Egal, was sie machen, sie wollen immer die Größten, Besten, Schnellsten und Schönsten sein – und sie hetzen sich selbst und oft genug auch andere damit nur in den Burn-out. Abgesehen davon, dass dieser Wahn, stets der Beste sein zu wollen, oft ein großes psychologisches Problem wie Minderwertigkeitskomplexe oder eine narzisstische Persönlichkeit verdeckt, ist er nirgendwo weniger angemessen als auf dem Gebiet der Meditation. Wer meditieren will, soll und braucht keine Rekorde aufzustellen, und der Wert einer Meditation wird nicht daran gemessen, wie viel Zeit der Betreffende im Schneidersitz verbringt oder wie lange er imstande ist, sein Mantra zu intonieren, bevor er vor Monotonie einschläft. Doch auch in der Meditationsszene gibt es heute etliche Personen, die das gesellschaftliche Leistungsdenken auf die meditativen Übungen übertragen haben und den Ehrgeiz haben, sich stundenlang der Meditation zu widmen, als ob sie ein Langzeitsport und das Gelingen der Achtsamkeit von der Dauer des Zeitaufwands abhängig seien.

Das ehrgeizige Sich-überbieten-Wollen mit dem Zeitaufwand, den man bei der Meditation pflegt, ist in der Tat ein Problem für die ganze Szene, denn solche Guinnessbuch-der-Rekorde-Typen sind meist auch noch sehr mitteilsam und kommunikativ und erzählen gern allen Leuten (ob die wollen oder nicht), wie wichtig es doch sei, stundenlang zu meditieren. Meist versuchen sie energisch, andere von ihrem anstrengenden Lifestyle zu überzeugen. Das führt dann so weit, dass viele ganz vernünftige Neulinge auf dem Gebiet der Meditation und Spiritualität sich abgeschreckt fühlen und denken, sie seien irgendwie minderwertig, wenn sie es nicht schaffen, ihren ganzen Tag um das Thema Meditation herum zu gruppieren und acht Stunden Zeit zu blocken, um die Yoga-Stellung des fliegenden Hunds zu üben. Im schlimmsten Fall führen solche überambitionierten Vorbilder dann sogar dazu, dass manche die Sache mit der Meditation gleich ganz sein lassen – peinlich berührt und in der Fehlannahme, sie hätten einfach nicht genug Zeit dazu, richtig zu meditieren. Das ist eine ganz fatale Entwicklung, denke ich, denn sie führt in die falsche Richtung und geht auch von einem irrtümlichen Verständnis von dem, was Meditation ist, aus. Dazu will ich mich nun äußern.

So richtig es einerseits ist, dass gekonnte Meditation den Alltag durchdringen darf und soll, wie es Meister Eckhart schon sagte, so falsch ist es andererseits auch, dass manche aus Eitelkeit im Meditieren neue Rekorde aufstellen wollen und nur in der zeitlichen Dauer der Anstrengung den Garanten fürs Gelingen sehen. Lass dich davon bitte nicht anstecken! Ein wenig tägliche Zeit für deine eigene Meditation ist aufs Ganze gesehen viel besser und nutzbringender als lange Ausdauerproben – Zeit zum Meditieren hast du sicherlich, und es wird dir, je unbefangener du vorgehst, immer leichter fallen, stille Momente im Alltag zu entdecken, auch wenn es nur fünf Minuten sind. Dies kann bereits genug sein, sodass die oft gehörte Ausrede „Für Meditation habe ich keine Zeit" nicht mehr gelten kann. Die Kunst ist lediglich, ein inneres Stoppschild zu setzen und sich dem besonderen Moment kurz intensiv zu widmen. Oder hast du etwa auch keine Zeit, glücklich und erfolgreich zu sein? Warum kaufst du dann dieses Buch, möchte ich dich provokant fragen. Musst du dir geradezu einen Termin im Kalender setzen für dein Glück? Dann bitte lege dieses Buch aus der Hand und buche zuerst ein Coaching bei mir, denn dann gibt es offenbar noch grundsätzliche Blockaden zu lösen, denen wir nicht ohne eine persönliche Analyse gerecht werden können. Für alle anderen gilt: Dein Zeitrahmen, so beengt er auch sein mag, reicht mit Sicherheit völlig aus, um Schritt für Schritt in die Kunst der Meditation einzusteigen.

Tipp: Meditation ist vom Prinzip her stets „quality time" – und deshalb qualitativ durch den Wert, nicht quantitativ durch die Dauer zu bemessen. Nimm dir also lieber fünf Minuten Zeit für luzide Klarheit und Achtsamkeit, als stundenlang halb interessiert und automatisch kaum verstandenen Techniken zu folgen.

WAS ERFOLGREICHE MEDITATION AUSMACHT

„Im Herzen eines Menschen ruht der Anfang und das Ende aller Dinge."
– Leo Tolstoi

Nachdem wir gesehen haben, was erfolgreiche Meditation *nicht* ist, schulde ich dir natürlich noch eine Antwort darauf, was sie eigentlich ist. Wir haben uns sozusagen von der Negativseite her auf das beliebte Phänomen Meditation zubewegt und alles richtiggestellt, was gerade an populären Vorurteilen über die Praxis der Versenkung existiert und was man heute überall hört, wo sich Überschlaue zuständig fühlen, über das Praktizieren der Achtsamkeit falsche Ansichten vorzutragen. Es ist gut und sinnvoll, solcherart die Spreu vom Weizen zu trennen und alles auszuschließen, was nicht auf die Meditation zutrifft, und das fassen wir einmal zusammen: Meditation ist keine exotische Technik, kein Abstellen der Gedanken und auch keine extrem zeitaufwendige Sache, sondern – ja, was ist sie dann?

Der Begriff „meditatio" stammt aus dem Lateinischen und bedeutet „nachdenken, nachsinnen, grübeln". Dieser vieldeutige Begriff ist natürlich der Zentralbegriff unseres Buchs. Wir können die besondere Praxis der Meditation schon von der Wortperspektive her erschließen, denn Wörter haben eine Geschichte und ein Sinnverständnis, das schon viele Dimensionen erschließt. „Nachsinnen" bedeutet doch, dass man Zeit aufwendet, um einen Gedanken zu vertiefen oder die Dinge aus einer anderen Sicht zu sehen, oder um seine Gefühle herunterzukühlen und besonnen zu werden. Wie denn? Zeit aufwenden, um ruhig zu werden oder die Gedanken stillstehen zu lassen – ist das nicht identisch mit den gerade widerlegten populären Vorurteilen, die Meditation stelle die Gedanken gänzlich ab und sei eine überaus zeitaufwendige Technik? Nicht ganz, denn die wahre Bedeutung der Meditation ist nicht mit diesen Vorurteilen zu fassen, die so schnell verfügbar sind und doch so wenig aussagen. Denn die Meditation ist eine altbewährte und in praktisch allen Kulturen der Welt vorkommende Praxis der geistigen Arbeit, bei der es darauf ankommt, die Gedankensteuerung zu erlernen und sich selbst auf den Grund zu kommen. Viele Menschen beschreiben bei diesem Prozess der Gedankenlenkung nicht nur eine wunderbare Ruhe, die sie empfinden – was ein psychologischer Effekt ist –, sondern auch eine Einheitserfahrung zwischen sich selbst und der Umwelt oder sogar mit dem Göttlichen – was uns eine zusätzliche, spirituelle Dimension eröffnet.

Erfolgreich meditieren bedeutet einfach, die Achtsamkeit im Hier und Jetzt zu leben, zu erleben und aus dieser Erfahrung heraus Kraft für den Alltag, für das Schöpferische und für die Begegnung mit dem Mitmenschen zu erwerben. Einfach da sein – das, was uns modernen Menschen so schwerfällt. Da zu sein und den Moment bewusst zu erleben ist etwas, was dem Kleinkind so leicht und wesensgemäß ist, dass es gar nicht darüber nachdenkt. Der Erwachsene dagegen muss das erst mühsam wieder lernen. Den Körper spüren, die eigenen Emotionen wahrnehmen (auch die unguten), sie nicht bewerten und nicht unterdrücken: luzide Momente mitten im Getriebe unseres Tagesplans. Das ist Meditation – keine Weihrauchschwaden, keine eingeschlafenen Beine wegen unbequemer Sitzstellungen, kein Mantra-Gebimmel und anderes. Selbstverständlich kannst du all das hinzunehmen, wenn du willst, doch das macht die Meditation im Kern nicht aus. Der Schlüssel ist ganz einfach im menschlichen Bewusstsein und in der Steuerung der Gedanken, sowie im beherzten

Ja zum Jetzt. Das meint auch der berühmte russische Dichter Tolstoi (1828 bis 1910), den ich am Anfang zitiert habe, wenn er sagt, dass im Herzen – gemeint ist die Intuition – alles beginnt und endet. Diese Einsicht ist universell, alle großen Meister kennen sie. Du weißt schon von mir, dass ich asiatische Kulturen sehr liebe, aber ich bin kein Verfechter der modernen Annahme, Meditation sei ein vorrangig indisches und dadurch kulturell recht einseitig gebundenes Phänomen. Denn wie bereits gesagt kommen Einsichten und Techniken der Meditation als Selbst- und Welterfahrung tatsächlich in allen fortgeschrittenen Kulturen der Erde vor. Doch in Indien, genauer gesagt in den Schriften über Buddha, gibt es eine ganz tolle Aussage, die wir uns beim Erkennen des Prozesses des Meditierens merken sollten, und die heißt: „Ich nehme Zuflucht zum Buddha, zum Dharma und zum Sangha." Du hast gerade nichts verstanden? Keine Sorge, ich erkläre dir die Begriffe und zeige dir auch gleich, was diese mit der Technik erfolgreicher Meditation zu tun haben.

Der „Buddha" ist nichts anderes als das innerste Ich, das höhere Selbst oder auch der Seinsgrund (egal, welche Religion du hast oder ob du überhaupt eine Religion besitzt), und diesem wahren Sein wird man durch Meditation wesensverwandt. Wer sich mit dem Seinsgrund verbindet durch Achtsamkeit, ist sich der Verbundenheit alles dessen, was ist, mit dem Ursprung bewusst, und genau das ist die Schlüsselerfahrung in der Meditation. Der „Dharma" – nicht zu verwechseln mit „Karma", das ist etwas anderes – ist die Pflicht, also der Alltag mit seinen Erfordernissen (erinnerst du dich noch an Meister Eckhart, der sinngemäß sagte, man soll dem Alltag nicht ausweichen, wenn man meditieren will?). Wer seine Pflicht praktiziert, also die Dinge erledigt, die zu seinem Aufgabenbereich gehören, steht damit nicht der Meditation im Weg (wie viele heute irrtümlich glauben), sondern vollzieht eine Art praktische Vertiefung des Meditierens im Hinwenden zum Werk. Wir werden später noch darauf kommen. Der „Sangha" ist die Gemeinschaft, ursprünglich die Gemeinschaft der Gläubigen, aber auch die Dorfgemeinschaft, die Familie oder einfach alle sozialen Kreise, die unsere Kraft und Aufmerksamkeit erfordern. Wer sich mit der Gemeinschaft gut stellt, ohne sich ihr übermäßig anzupassen oder sich gar aufzugeben, hat tausend Gelegenheiten, dazuzulernen, und kann seine Meditation noch um weitere Facetten erweitern. Buddha, Dharma und Sangha sind im Grund nichts weiter als die korrekten Beschreibungen dessen, was erfolgreiche Meditation ausmacht: Sie stärkt unseren Kontakt zum Ursprung, macht uns stark für unseren Alltag und seine Plichten und stärkt zudem den Blick aufs Ganze und auf den Mitmenschen, der seinerseits ebenfalls ein Produkt des Ursprungs ist. So sind wir alle miteinander verbunden. Auch diese zentrale Erkenntnis ist das wiederkehrende Ergebnis erfolgreicher Meditation.

DER EINSTEIN DER MEDITATION: DIE MATHEMATISCHE FORMEL FÜR GLÜCK

Glück hat eine Formel. Das glaubst du nicht? Nun, man kann generell alles auf der Welt mathematisch fassen, außer vielleicht die Liebe, den Glauben selbst und die Hoffnung, aber auch da bin ich mir nicht ganz sicher, ob nicht ein kluger Kopf (oder ein Supercomputer) in ein paar Jahren eine Lösung hat, die sich auf Mathematik und Axiome herunterbrechen lässt. Wie auch immer, eine Formel für Glück gibt es, und die ist, wie schon Ein-steins Relativitätstheorie, so kurz und knapp, dass sie auf eine Briefmarke passt:

i + x = k bzw. i - x = k.

Der Faktor „i“ bedeutet hierbei „Ich“, der Faktor „x“ bedeutet Beliebiges, die Summe „k“ bedeutet „komplett“. Ausformuliert heißt diese Formel: „Wenn ich nur x hätte (Haus, Auto, besserer Job, neuer Freund ...), wäre ich komplett und damit glücklich“ oder „Wenn ich nur x nicht hätte (Krankheit, Sorgen, schwierige Schwiegereltern, Geldprobleme ...), wäre ich komplett und somit glücklich“. Dieses Denken kommt dir bekannt vor, diese Formel vertraut? Dann halte dich jetzt bitte fest, denn so weit verbreitet diese mathematische Gleichung für Glück auch ist, das Problem mit ihr ist nur: Sie ist falsch.

GLÜCK ALS ANGEBLICHE KOMPLETTIERUNG DER EIGENEN PERSÖNLICHKEIT – UND WARUM DIES EINE FALLE IST

„Was der Mensch wirklich will, ist letzten Endes nicht das Glücklichsein, sondern ein Grund zum Glücklichsein."
– Viktor Frankl

Unsere Vorstellung von Glück – egal, wie wir sie konkret füllen – hat auch mit Vollkommenheit zu tun. Hierbei gibt es zwei Voranahmen: erstens, dass wir noch nicht vollkommen und somit komplett sind, und zweitens, dass es irgendetwas oder jemanden gäbe, das oder der uns komplettieren und somit glücklich machen könnte. Vorsicht, diese Vorstellung ist so weit verbreitet, dass wir sie sozusagen schon mit der Muttermilch einsaugen, und doch ist sie falsch. Das müssen wir erkennen, auch und gerade, weil wir ständig von Botschaften bombardiert werden, die uns einreden, wir armen Unvollkommenen bräuchten endlich x und y zum Glück und erst damit seien wir so richtig komplett. Hierbei ist mit Glück als Komplettierung übrigens nicht nur irgendein Konsumgut gedacht wie das schnelle Auto, das neueste Technik-Gerät, das tolle Kleid oder ach, diese göttlichen Schuhe, sondern auch ein möglicher Partner oder, warum nicht gar, das ganze Leben, das mit dem Faktor x komplettiert und ins Glück gewendet werden könnte. Solche Botschaften gehören zu unserem modernen Alltag und bringen uns gehörig durcheinander, denn eigentlich wird hier etwas behauptet, was so gar nicht stimmen kann, doch wir bemerken es nicht, weil wir diese Suggestion schon als Normalität begreifen, weil wir sie tausendfach gehört haben. Hören wir einmal genau hin und erkennen wir, was hier falsch ist.

„Take my unfinished life and make it complete …" (Nimm

mein unvollendetes Leben und mach es komplett) – das ist der Beginn eines Titelsongs von James Bond, du weißt schon, 007, der Spion mit der Lizenz zum Töten. Dem smarten Geheimagenten ist bekanntlich immer eine Schönheit zur Seite gestellt – oft auch zwei – die dann das Geschehen um erotische Abenteuer bereichert und dem Film eine ganz besondere Wendung gibt. Doch das Bond-Girl hat gewöhnlich ein Problem, und hiermit verlassen wir sprichwörtlich das Kino und wenden uns dem normalen Alltag zu, denn dieses Problem betrifft auch uns selbst, ganz persönlich. Auch wenn du nicht wie die junge Ursula Andress aka Honey Ryder im weißen Bikini aus dem Meer auftauchst und mit Superkurven alle Augen auf dich ziehst, und auch wenn du selbst ein gewöhnlicher Mann bist und beileibe kein Geheimagent, sondern in einem tristen Büro in Wanne-Eickel deinen Lebensunterhalt verdienst, trägst du mit Sicherheit ein Stück Bond-Girl in dir, denn das ist unsere gesellschaftliche Prägung, die wir alle erlebt haben. Wir werden alle seit unserer Kindheit und Schulzeit daraufhin geprägt – die Psychologen sagen „konditioniert" –, dass wir unbedingt einen anderen Menschen oder ein bestimmtes Objekt brauchen, um vollständig zu sein. Das ist die gesellschaftliche Matrix, in der wir leben und aus der wir so schlecht aussteigen können, denn sie ist von unserem nullten Lebensjahr an in unserem Bewusstsein verankert. Durch die Wiederholung der Suggestion, wir seien unvollständig, unfähig und auf jeden Fall ergänzungsbedürftig, prägt sich diese Idee ein. Diese so überaus verbreitete Suggestion ist in Wirklichkeit eine hinterlistige Falle, denn sobald wir uns in der fatalen Gedankenspirale „Ich bin minderwertig/unvollkommen/unfähig/ergänzungsbedürftig" befinden, wird uns immer irgendein Faktor x als das Nonplusultra dargestellt, das uns endlich das Vollkommene und somit auch das langersehnte Glück bringen soll. Das Schlimmste daran ist – wir glauben auch noch daran.

Zum Glauben an unsere angebliche Ergänzungsbedürftigkeit kommt dann, dass wir irgendwann in riesigen Zentrifugen leben, die uns immer weiter wegschleudern von unserem wahren, inneren Ich, das all diese überflüssigen Objekte gar nicht benötigt. Auch das ist gewollt, denn es gibt zahlreiche Industrien, die an unserem Unglück und unserer Unzufriedenheit fürstlich verdienen. Solange wir noch ernsthaft glauben, dass wir unser Glück nicht in uns tragen, sondern es auf irgendwelche Objekte, Personen oder Zustände projizieren, die wir jetzt noch nicht (oder nicht mehr) haben, leben wir in einer gewaltigen Illusion über das Sein und jagen Traumgespenstern nach, die dann, wenn wir sie gefangen haben, in unserer Hand zerrinnen. Diese Illusion ist allgegenwärtig, auch meine Klienten sind davon betroffen und von ihr verblendet, denn so werden wir programmiert. Wir glauben wirklich, dass der Faktor x uns glücklich macht. Erinnerst du dich noch an den Begriff „Kontrollüberzeugung" aus der modernen Psychologie? Die Kontrollüberzeugung ist dein inneres Denken darüber, wer am Steuer deines Lebens sitzt: du oder die Außenumstände oder eben der Faktor x. Wenn du es richtig erfasst, wird dir klar, dass immer nur du am Steuer deines Lebens sitzen kannst und dass der Faktor x gar nichts daran ändert. Ich persönlich könnte mir immer die Haare ausraufen, wenn der Nächste mit dem Glaubenssatz ankommt, das Glück hänge von äußeren Zielen ab. Wenn jemand etwa nach meinen Seminaren zu mir kommt und sagt „Sebi, ich brauche noch x und y, um glücklich zu sein", dann führe ich erst einmal ein ernsthaftes Gespräch mit ihm. Wir müssen diese allgemeine Verblendung vom angeblich unfertigen Ich und der nötigen Ergänzung zum Glück durchschauen, die allgegenwärtig ist und uns überall suggeriert wird, wenn wir erfolgreich meditieren – und dadurch wahrhaft glücklich werden wollen. Schau dir hierzu unbedingt das erste Video des „Meister der Gedanken"-Praxiskurses an. Dort zeige ich dir genau, wie du mit deinen x Faktoren ab jetzt am besten umgehst. meister-der-gedanken.de/kurs

NICHTS IST BESTÄNDIG AUẞER DER VERÄNDERUNG: MIT DEM WANDEL LEBEN LERNEN, DER DAS LEBEN IST

„In der Fähigkeit, einen edlen Wunsch intensiv und heiß zu nähren, liegt etwas wie Erfüllung."
– Marie von Ebner-Eschenbach

Das Problem mit der gesellschaftlichen Suggestion von unserem angeblich so armen und ergänzungsbedürftigen Ich ist, dass sie so eingängig, so allgegenwärtig und so scheinbar überzeugend ist, dass wir ihr allzu gern Glauben schenken, auch wenn sie uns in der Konsequenz statt glücklich nur unglücklich, mit uns selbst uneins, nicht geerdet und zerrissen macht. Was ist also die Lösung für dieses Dilemma? Die alten Weisen im Altertum wussten schon, dass die einzige Sicherheit darin besteht, dass es Veränderung gibt und das Leben aus einem ständigen Auf und Ab besteht, das nichts Statisches (Festes) an sich hat: „Nichts ist beständig außer der Wandel". Deshalb gibt es dieses Sprichwort vom Wandel als dem einzig Beständigen in der Welt in fast allen Sprachen der Erde – stets ein wenig anders formuliert, aber in der Essenz immer dasselbe, denn es ist eine universelle Erkenntnis. Wenn also nichts beständig ist außer dem Wandel, dann ist es töricht zu glauben, dass mit dem sagenumwobenen Faktor x (dem neuen Freund, Haus, Job oder was auch immer) die Vollkommenheit und damit das Glück in unser Dasein Einzug halten. Hinzu kommt auch ein psychologisches Problem mit unserer Gier und Habsucht, die uns nie zufrieden sein lassen, das schon den Dichtergrößen der deutschen Klassik bekannt war wie Goethe und Schiller und das etwas später vom Humoristen Wilhelm Busch – du weißt schon, dem geistigen Vater von „Max und Moritz", dem ersten Comic in deutscher Sprache – mit den schönen ironischen Worten umschrieben wird: „Ein jeder

Wunsch, wenn er erfüllt, kriegt augenblicklich Junge."

Kennst du das auch, dass ein Wunsch „Junge bekommt", sich also multipliziert, wenn er erst einmal erfüllt ist? Diese Erkenntnis stammt aus dem Alltag, wo wir ständig diese Erfahrung machen können, dass ein erfüllter Wunsch nicht das stabile Glück, sondern im Gegenteil immer neue unerfüllte Wünsche und damit Unzufriedenheit hinter sich herzieht. Beispiele hierfür gibt es genug: Wir sind mit jedem Jobangebot zufrieden, wenn wir gerade arbeitslos sind, doch wenn wir einen Job gefunden haben, wollen wir immer höher hinauf auf der Karriereleiter. Das ist nicht schlecht so, denn ein gewisser Ehrgeiz gehört ja zum Leben, aber es zeigt, dass von einer Wunscherfüllung im endgültigen Sinn wirklich keine Rede sein kann. Oder nimm das Beispiel von der Frau, die zum ersten Mal in einem Luxusgeschäft einkauft und ganz bezaubert davon ist, dass sie sich ein neues, teures Handtäschchen kaufen kann. Beim nächsten Besuch in der Luxusmeile des Konsums müssen es dann aber schon zwei Handtäschchen sein, warum nicht gleich die ganze Kollektion in allen Farben und so weiter. Es hört nie auf. Dieses Dilemma vom Immer-mehr-haben-Wollen war sogar schon Thema der Märchen und Sagen, eben weil es typischerweise zu unserer menschlichen Natur gehört. Kennst du das wunderbare norddeutsche Märchen namens „Der Fischer und seine Frau"? Es handelt von einem Fischer und seiner habgierigen Frau.

Der Fischer und seine Frau

Ein Fischer und seine Frau sind sehr arm. Die Frau ist es leid, in einer alten Hütte am Strand zu leben, und sie stachelt den Mann jeden Tag auf, mehr zu verdienen. Der Fischer verdient aber nicht mehr, als er eben fängt. Eines Tages fängt er einen wundersamen glänzenden Fisch, der auch sprechen kann. Der Fisch bettelt um sein Leben und der Fischer lässt ihn frei. Dafür gewährt der sprechende Fisch dem Fischer einen Wunsch. Der Fischer sagt, dass seine Frau ihn schon lange quält, sie wolle ein schöneres Haus. Der Fisch sagt, er solle nur nach Hause gehen, dann fände er schon sein Haus vor. Und richtig, kaum kommt der Fischer nach Hause, steht da nicht mehr die alte Hütte, sondern ein schönes Haus. Doch die Frau bleibt unzufrieden. Sie wünscht sich ein noch größeres Haus, dann einen Palast, dann will sie Königin sein, dann Kaiserin, dann Päpstin. Und immer muss der Mann wieder zum sprechenden Fisch gehen und der gewährt ihm den Wunsch. Zuletzt will die Frau sogar Gott werden. Dann macht es „poff!" und sie sitzen wieder arm in ihrer alten Hütte am Strand.

Keine Sorge bitte, liebe Leserin, dieses Gleichnis ist nicht gegen die Frauen als solche gerichtet, denn wir Männer sind ganz genauso. Du weißt doch: Männer sind große Kinder. Auch Männer wollen bekanntlich immer mehr und auch ihre Wünsche, das darf ich dir glaubwürdig versichern, werden immer zahlreicher, sobald sie einmal erfüllt wurden. Es ist einfach typisch menschlich, immer Neues und immer mehr zu wollen, doch nur weil es typisch menschlich ist – und von der Werbeindustrie geschickt ausgenutzt wird – ist dieses Streben noch lange nicht gut oder gar unser Glück befördernd.

Deshalb sagten die Weisen der Antike ebenso wie Humoristen der Neuzeit – mal ernst, mal mit einem Augenzwinkern –, dass der Mensch sich nicht an der Erfüllung eines konkreten Wunsches (eben dem Faktor x zur vermeintlichen Komplettierung) festklammern und davon bitte nicht sein Glück abhängig machen sollte, denn erstens kommt es ohnehin oft anders und zweitens wird ein Wunschobjekt sofort durch ein neues ersetzt, sobald es gefunden ist. Noch dazu wollen wir es ja meist nur irgendwelchen anderen recht machen oder Leuten imponieren mit unserem unnützen Konsum. So sagte der Hollywood-Schauspieler Walter Slezak (1902 bis 1983) einmal: „Viele Menschen benutzen das Geld, das sie nicht haben, für den Einkauf von Dingen, die sie nicht brauchen, um damit Leuten zu imponieren, die sie nicht mögen." Ist das nicht die Definition von Sinnlosigkeit? Statt etwas Flüchtiges festzuhalten – was ja die typische Mentalität ist, die hinter dem allgemein verbreiteten Komplettierungsgedanken durch den austauschbaren Faktor x steht – ist es besser, vieles Unnütze gezielt loszulassen und dem Leben besonnen und achtsam seinen Lauf zu gewähren. Denn gerade das Loslassen ist eine wahre, praktische Technik der Meditation in unserem betriebsamen Alltag. Somit ist es ein Weg zur gekonnten Achtsamkeit, die uns mit der einzigen Fülle beschenkt, die Glück genannt werden kann: dem bewussten Erleben unseres Seins im Hier und Jetzt, das die Fülle aller Möglichkeiten birgt. Das ist das wahre Ziel unserer Meditation, und das ist so naheliegend, dass die meisten Menschen es übersehen, weil sie darauf getrimmt – konditioniert – wurden, das Glück immer außerhalb ihrer selbst und in anderen Zeiten zu sehen als im jetzigen Moment.

WARUM VIELE MENSCHEN LIEBER UNGLÜCKLICH SIND UND VOM UNGLÜCK ALS INDUSTRIE

„Glück ist eine stille Stunde, Glück ist auch ein gutes Buch, Glück ist Spaß in froher Runde, Glück ist freundlicher Besuch."
– Clemens von Brentano

Was ist Glück und was ist Unglück? Das ist eine Frage, über die sich die Philosophen, Psychologen, Mediziner, Lebensberater und überhaupt alle Leute ständig streiten, denn es gibt keine einfache und für jeden verbindliche Definition. Jeder will glücklich sein, aber jeder stellt sich etwas anderes darunter vor. Erinnerst du dich noch an den reichen, aber unglücklichen Mann aus Tom Jones' Song „Lazy on a sunny afternoon"? Ich werde dir öfter Rocksongs vorstellen, wenn diese ein Körnchen Wahrheit enthalten, gewöhne dich gern schon daran! Der Reiche bei Tom Jones denkt permanent darüber nach, was in seinem äußerlich privilegierten Leben schlecht läuft – die neue

Freundin hat ihm gerade schon wieder den Laufpass gegeben, weil er seine Launen allzu weit getrieben hat, der Schädel brummt ihm noch gewaltig vom Whiskey-Saufen vergangene Nacht, und oh Schreck, der Steuereintreiber steht unangemeldet vor der Tür und er hat seinen neuen Bentley nicht vor ihm versteckt. Dieser Mann ist reich, aber beileibe nicht glücklich, und wenn bei ihm zufällig der Philosoph Epiktet vorbeigehen würde – du weißt schon, der, der gesagt hat, keiner ist glücklich, ohne Herr seiner Gedanken zu sein – dann würde er zu dem reichen Mann sicherlich sagen, er sei alles andere als glücklich und Herrscher seines Innern. Dieser Reiche in Tom Jones' Song ist ein Spielball seiner eigenen wirren Gedanken, die er nicht beherrscht, er ist unglücklich, weil er in Wahrheit ein psychologischer Chaot ist, und dabei helfen ihm seine Millionen auf dem Konto auch nichts mehr. Mehr noch, dieser Mann bedient Industrien, die ich gern „Industrien des Unglücks“ nennen würde, weil sie wirklich Industrien sind, also weltumspannende Millionen- oder besser Milliardengeschäfte, und weil ihr Entstehungsgrund gerade nicht das Glück ist, sondern sein genaues Gegenteil.

Mit Industrien des Unglücks meine ich konkret: Wer braucht bitte diese ganzen Konsumgüter, die uns überall in der Werbung und im Internet aufgedrängt werden und die uns nicht glücklich machen, sondern nur vom Wesentlichen ablenken? Verstehe mich hier bitte nicht falsch, ich liebe und lebe einen komfortablen Lifestyle, ich liebe auch Luxus, weil ich die schönen Dinge des Lebens schätze, aber ich verwechsle Luxus nicht mit Glück – denn ich weiß, dass mein Glück, wie jedermanns Glück, nicht aus der Shopping Mall oder aus dem Katalog, sondern aus der Qualität meiner Gedanken stammt. Diese Erkenntnis hat der legendäre Reiche bei Tom Jones aber nicht, denn er ist ein richtiger Prototyp unserer Gesellschaft, die uns immer wieder suggeriert, via omnipräsenten Medien und Werbung, dass wir unbedingt x und y kaufen müssten, um glücklich, erfolgreich, sexy und beliebt zu sein, und wir fallen immer wieder darauf hinein. Das Leben funktioniert jedoch anders, und die tiefe Wahrheit des Glücks, das aus uns selbst kommt, erschließt sich nun einmal nicht beim Shopping-Trip nach Sankt Moritz, Aspen oder Gstaad, sondern bei der intensiven, erfolgreichen Meditation – egal, wo du gerade bist. Deshalb sagt Buddha: „So wie der Acker verdorben wird durch Unkraut, wird der Mensch verdorben durch seine Gier." Er will dir damit sagen, dass die Gier, also konkret die Habsucht, dich nicht nur Sinnloses konsumieren lässt und dazu führt, dass du immer mehr haben willst, sondern dass auch deine Psyche dadurch verdorben wird. Damit meint er, du wirst unfähig zur Meditation, du hörst die Stimme deines Innern nicht mehr, wenn du ständig außengeleitet dem neuesten Konsum hinterherrennst. Genau diese Bewegung nach Außen wollen wir jetzt umkehren und uns nach Innen richten, dem einzigen Ort, von dem aus Glück wahrhaft erfahrbar wird.

DER KOMPLETTE MENSCH IST BEREITS DA – DIE KUNST DES WEGLASSENS ALS MEDITATION

„Während wir dem Glück hinterherlaufen, verlieren wir unsere Zufriedenheit."
– Jüdisches Sprichwort

Wir müssen uns zuerst daran gewöhnen, dass wir im Grund schon komplett sind und dass es nichts gibt, was uns komplett machen würde. Die Kunst der Meditation liegt eher im gekonnten Weglassen als im Hinzufügen von immer neuen Artikeln, Objekten, Techniken. Die Konsumorientierung unserer Gesellschaft und ihre unablässigen Werbebotschaften verführen uns dazu, immer mehr, immer Neues haben zu wollen. Das Wesen der Meditation ist dem „Konsumismus", also der Ideologie vom Konsum, jedoch genau entgegengesetzt. Wer erfolgreich meditieren will, muss sich intuitiv auf das Hier und Jetzt einstellen und den Moment wirken lassen. Im

Eins-Sein mit dem Moment erleben wir, dass wir bereits alles haben und alles sind, was wir bedürfen und was uns glücklich macht. Der Meditierende lässt eher etwas weg – die Konsumorientierung, das Hetzen nach dem Faktor x, der angeblich sein Leben komplettieren soll (es aber nicht kann, da das Leben in Wirklichkeit schon komplett ist), die Hektik und das Gefühl, nicht gut genug zu sein. All diese Einstellungen sind in Wahrheit Blockaden auf dem Weg zum Glück. Bedenke: Der Faktor, der dich angeblich komplett und damit glücklich macht, wechselt ständig. Als du ein Kind warst, war es vielleicht ein Fahrrad, jetzt, als Erwachsener, wünschest du dir eine Harley Davidson. Es hört nie auf. Doch die unstillbare Sehnsucht nach dem Faktor x bezieht sich nicht nur auf Objekte und Statussymbole, sondern auch auf Menschen und zwischenmenschliche Beziehungen. Auch diese fundamentale Erkenntnis über die menschliche Psyche ist sehr alt. Schon in der Bibel steht die Geschichte von einer Frau, Hanna, die immer mehr wollte vom Faktor x alias Beziehung, weil sie von dem Gedanken besessen war, sie bräuchte dies und das zum Komplettsein und damit zum Glück. Sie betete zu Gott, dass sie endlich mit einem bestimmten Mann zusammenkäme. Als das geschah, wollte sie unbedingt ein Kind mit ihm, und auch dieser Wunsch erfüllte sich. Dann war sie immer noch nicht zufrieden und betete jeden Tag, sie wolle noch ein zweites Kind, da ihr Leben erst dann komplett sei, doch das geschah nicht … Lies die Geschichte gern selbst nach (1 Sam 1,1-20; 2,1-11). Sie ist ein Beispiel dafür, wie alt die Erkenntnis von dem unstillbaren Verlagen nach dem Faktor x ist und die Illusion, dass jemand anderes uns das Glück servieren könnte.

Der Faktor x, der uns angeblich glücklich machen soll, wechselt lediglich im Lauf unseres Lebens seine Gestalt, und wir laufen ihm lebenslang hinterher und werden doch nie glücklich, da wir unsere Rechenaufgabe nicht gelöst haben. Erinnerst du dich an deine Matheaufgabe mit der Glücksformel? Die war falsch, doch wir wiederholen sie jetzt dennoch nochmals:

i + x = k bzw. i - x = k

Der Faktor x ist also das, was du besitzen möchtest bzw. das, von dem du dir wünscht, dass es aus deinem Leben verschwunden wäre. Doch der Faktor x kann auch etwas bezeichnen, was uns unserer Einbildung nach im Weg steht. Ich sage, es ist eine Einbildung, denn im Grund steht uns nichts so sehr im Weg wie wir selbst. „Du bist die Quelle all deiner Hindernisse", hat bereits Meister Eckhart gesagt, den wir schon weiter vorn im Buch kennengelernt haben. Lies ihn übrigens ruhig mal im Original, er hat unschlagbare Tipps und es ist erstaunlich, wie ein Denker des Mittelalters so brillante psychologische Einsichten haben konnte. Das kam daher, dass Eckhart ein Menschenkenner war; die menschliche Psyche hat sich im Grund in den vergangenen Jahrhunderten kaum verändert. Genau diese Psyche mit ihren unveränderlichen Irrtümern ist es ja auch, die sich suggerieren lässt, irgendetwas – ein X – würde sie komplett machen, wenn wir es hätten, oder glücklich, wenn wir es los wären. Erst durch Meditation lernen wir, den Schleier dieser Illusionen zu durchdringen und zu erkennen, dass alles Notwendige schon da ist – in uns selbst – und dass es gar keines Objekts oder keiner Beziehung mehr bedarf, um wahrhaft glücklich zu werden. Der Meditierende lernt zu verstehen, dass alles, was ist, aus dem Geist kommt und in den Geist zurückgeht. Er versteht, dass ihm nichts im Weg stehen kann als er selbst. Indem er sich der unheimlich großen Macht des Geistes und der Gedankenlenkung bedient, kann er buchstäblich Berge versetzen. Das ist das Geheimnis erfolgreicher Meditation.

SCHMETTERLINGE UND KAISER: WIR ALLE LEBEN IN EINER TRAUMWELT

Eine der wichtigsten Voraussetzungen zum erfolgreichen Meditieren ist, neben der Erkenntnis der fundamentalen Kraft unseres Geistes und der Überwindung der Hindernisse, die sie blockieren können, vor allem die Wirkweise dessen, was wir als Wirklichkeit bezeichnen. Wenn ich von der „Wirkweise der Wirklichkeit" spreche, klingt das zunächst sehr kompliziert, meint aber etwas extrem Einfaches: Das, was wir für wahr halten (also für Wirklichkeit), hat die Kraft, sich zu dynamisieren und sich zu verfestigen, Teil unseres Alltags zu werden. Wenn wir verstehen, dass das, was wir für wahr halten, auch wahr wird in dem Sinne, dass unsere Gedanken auch unsere Erfahrungen ermöglichen und in unser Leben ziehen, haben wir das Konzept der Realität schon erfasst und können konstruktiv damit arbeiten. Ein Schritt dazu ist, dass wir unsere eigenen inneren Glaubenssätze erkennen, die uns behindern, und sie neu schreiben lernen, um wahrhaft glücklich und erfolgreich werden zu können in einer Form von Wirklichkeit, die besser mit uns übereinstimmt.

CHINESISCHE MÄRCHEN: DSCHUANG DSI ERZÄHLT DIE LEGENDE VOM KAISER, DER TRÄUMTE, EIN SCHMETTERLING ZU SEIN

„Der Mensch ist zur Freude, nicht zum Leiden geschaffen."

– Friedrich Christoph Oetinger

Dass unser Leben eine Illusion oder ein Traum sein könnte, ist ein Verdacht, der den aufgeweckten Menschen unter uns schon vor sehr langer Zeit gekommen ist. Es ist heute zwar überall im Internet und in verschiedenen Facebookgruppen sehr verbreitet, vom „Aufwachen" zu sprechen und das Gleichnis zu bemühen, dass wir uns alle in einer Art Tiefschlaf befinden, aus dem wir endlich aufwachen sollten, doch diese Erkenntnis ist nicht erst heute entstanden, sondern in Wahrheit schon sehr alt. Schon in der Antike haben sich Denker gefragt, ob denn das Leben, das wir täglich wahrnehmen, und unsere Rolle darin wirklich alles sein könnte, und ob unsere Wahrnehmung überhaupt ausreicht, um den verborgenen Sinn des Ganzen zu verstehen. Solche Beunruhigungen im Denken sind für viele Menschen seit Tausenden von Jahren überhaupt erst der Anstoß gewesen, um sich in das Feld der Meditation zu begeben – einfach, um mehr herauszufinden über die Wirklichkeit, die eine Illusion sein könnte, und über das, was unser Inneres ausmacht.

Ein Beispiel dafür, wie verbreitet die Idee ist, unser Sein könnte in Wahrheit eine Illusion oder ein Traum sein, bietet das Werk des großen chinesischen Philosophen Dschuang Dsi (365 bis 290 vor Christus). Er hat das Werk „Das wahre Buch vom südlichen Blütenland" geschrieben. Es ist eine poetische Abrechnung mit dem, was wir für Wirklichkeit halten und was vielleicht nur eine fatale gesellschaftliche Suggestion ist, und ein Stück wahrhaft meditativer Literatur. Darin gibt es viele wunderbare Nachdenk-Geschichten – ich empfehle dir an dieser Stelle wirklich, dieses außerordentliche Buch einmal zu kaufen oder dir online anzuschauen – und es gibt dort unter anderem auch die Legende vom träumenden Ich, das sich mit einem Schmetterling verwechselt. Doch kann ich überhaupt wissen, ob ich nicht vielleicht ein Schmetterling bin? Woher weiß ich, was ich bin? Vielleicht ist beides, Ich-Sein und Schmetterling-Sein, nur ein Ausdruck derselben kreativen Geisteskraft?

Schmetterling oder Kaiser – Wer bin ich?

Einst träumte Dschuang Dsi, dass er ein Schmetterling sei, ein flatternder Schmetterling, der sich wohl und glücklich fühlte und nichts wusste von Dschuang Dsi.

Plötzlich wachte er auf: Da war er wieder wirklich und wahrhaftig Dschuang Dsi. Nun weiß ich nicht, ob Dschuang Dsi geträumt hat, dass er ein Schmetterling sei, oder ob der Schmetterling geträumt hat, dass er Dschuang Dsi sei, obwohl doch zwischen Dschuang Dsi und dem Schmetterling sicher ein Unterschied ist. So ist es mit der Wandlung der Dinge.

Diese Geschichte von Dschuang Dsi existiert in vielen verschiedenen Versionen. Es gibt auch eine Version, in der das erzählende Ich ein Kaiser ist, der träumt, ein Schmetterling zu sein, und so fort. Deshalb wird diese Geschichte gern auch „Schmetterling-Kaiser-Geschichte" genannt. Sie ist in der chinesischen Literatur sehr berühmt und hat auch in Europa viele Freunde gefunden. Die Frage „Wer bin ich?" und die Antwort, dass man möglicherweise nur träumt, jemand zu sein, ist zwar ein Dialog aus China, berührt uns aber auch im Westen. Der Traum, jemand zu sein, geht einher mit Glaubenssätzen (Die Welt ist so und so – ich bin so und so), die wie Tagträumereien sind. Es ist doch verblüffend zu erfahren, dass ein Mann aus dem Reich der Mitte vor über zweitausend Jahren schon ahnte, dass wir Tag für Tag in Träumereien befangen sind, in Träumereien über unser vermeintliches Ich und das, was wir über die Wirklichkeit denken. Wenn wir in die Meditation einsteigen, wird unser Bewusstsein für Wirklichkeiten und die Wandelbarkeit des Konzepts „Ich" wachsen, und wir werden erstaunliche Erfahrungen machen, die uns zum Glück führen können, das im achtsamen Wahrnehmen des Moments liegt.

REALITÄT STATT MÄRCHEN: WIE GLAUBENSSÄTZE UNSERE WIRKLICHKEIT BESTIMMEN

„Wichtig ist, sich so zu geben, wie die Natur uns schuf; wir sind meistens zu sehr so, wie uns die Mitmenschen haben wollen.“

– Jean-Jacques Rousseau

Mit Konditionierung meinen Psychologen – einfach ausgedrückt – einen Lerneffekt. Wir haben den Begriff bereits in einem früheren Kapitel kennengelernt, als es um unsere Beeinflussung durch die Medien und die Werbung ging. Der Lerneffekt durch Konditionierung, ganz allgemein gesprochen, entsteht dadurch, dass eine bestimmte Situation wiederholt wird und der Mensch lernt, sein Verhalten an die Situation anzupassen. Durch das Wiederholen entstehen im Lauf der Zeit feste Gedankenmuster, also Glaubenssätze, die in unserem Unterbewusstsein verankert werden, dann haben wir die Lektion gelernt. Eigentlich ist die Konditionierung etwas ganz Alltägliches: Wir lernen, uns im Straßenverkehr vorsichtig zu verhalten und vor einer roten Ampel zu bremsen, weil wir wissen, unvorsichtiges Fahren bringt uns in Gefahr. Oder wir sehen in der Werbung diesen tollen Schauspieler oder Fußballstar mit diesem Produkt und wir wollen unbedingt dasselbe Produkt haben, weil wir möchten, dass wir genauso beliebt und erfolgreich sind. Die Macht der Konditionierung ist so einfach, dass sie nicht nur auf Menschen, sondern sogar auf Tiere wirkt – so kann auch dein Hund lernen, kleine Kunststückchen zu vollziehen, wenn er weiß, dass es dafür eine Belohnung gibt. Das ganze Geschehen der Konditionierung als Lernen ist von modernen Psychologen wie Andreas Weinfurter bestens erklärt worden und ich gebe dir hier nur ein paar Beispiele dafür, wie es funktioniert.

Der Schlüssel ist, dass Konditionierung oft auf der Basis von Belohnung oder Bestrafung funktioniert, denn so lernen wir eben am leichtesten. Viele dieser Konditionierungen werden dir zur Gewohnheit: Du verhältst dich so, wie du es eben gelernt hast, weil du es nicht anders kennst. Es ist auch gar nichts dagegen zu sagen, dass du banale Dinge im Alltag so tust, wie man sie dir beigebracht hat – dass du vorsichtig im Straßenverkehr fährst, dass du Rücksicht auf ältere Menschen nimmst und dass du täglich deine Zähne putzt, um nur ein paar Beispiele zu nennen, sind sinnvolle Konditionierungen. Diese sinnvollen Konditionierungen sind einfach ein Lernen oder ein Lernen am Modell (am Vorbild, meist am Vorbild der Eltern), und das ist nicht falsch, sondern sogar sehr wichtig. Auch Buddha hat gesagt, dass das Lernen unverzichtbar für den Menschen ist: „Ein Mensch, der wenig lernt, trottet wie ein Ochse durchs Leben; an Fleisch nimmt er zu, an Geist nicht." Damit wollte dich der Meister der Meditation darauf hinweisen, dass du dann ein Mensch bist, wenn im Laufe deines Lebens nicht nur dein Fleisch zunimmt, sondern auch dein Geist an Wissen, an Information. In diesem Sinn, also Information, ist das Lernen oder die Konditionierung völlig richtig und auch wichtig.

Doch die Macht der Konditionierung geht sehr viel weiter und umfasst nicht nur richtige Informationen und Handlungsweisen, die du tatsächlich brauchst, um dich zu orientieren und um mit anderen Menschen Freund sein zu können, sondern auch falsche Inhalte. Diese falschen und irreführenden Inhalte werden dir von Kindheit an so lange von der Gesellschaft einprogrammiert, bis du sie für deine eigenen Einfälle hältst. Bei diesen konditionierten Ideen, die ja nicht von dir selbst stammen, handelt es sich um bestimmte Annahmen über dein Ich und deine Rolle, die du erfüllen musst. Du bist zum Beispiel in einer Familie aufgewachsen, in der der älteste Sohn immer Apotheker werden musste. Du bist der älteste Sohn, also erwartet man von dir, dass du Apotheker wirst, obwohl du selbst lieber Luftgitarre spielen würdest. Die Rolle des Apothekers wird dir also als konditionierte Rolle aufgeprägt, egal, ob du sie willst oder nicht. Oder eine Frau wollte immer Ballerina werden, doch sie konnte das nicht, weil ihre Eltern ihr die Ausbildung nicht zahlen wollten, und das war die Enttäuschung ihres Lebens. Als diese Frau eine Tochter bekommt, drängt sie diese von klein auf dazu, an ihrer Stelle den Traum von der Ballerina zu leben, obwohl die Tochter unsportlich ist und ganz andere Interessen hat. Das sind authentische Fälle aus meiner Coaching-Praxis, und es geht unzähligen Menschen so, dass sie in irgendeine Rolle hineingedrängt werden, die nichts mit ihnen zu tun hat. Was passiert, wenn du konditioniert wirst und dich dagegen wehrst? Vielleicht rebellierst du dagegen, aber dann wirst du sehr wahrscheinlich Schuldgefühle haben, und der innere Monolog geht los: „Was wird Mama dazu sagen? Wird mein Vater stolz auf mich sein? Verdiene ich auch genug, um mich zu ernähren?" und so weiter. Leider haben wir fast alle, du und ich und die meisten Menschen auf der Welt, unter der Macht solcher Konditionierungen zu leiden und versuchen mehr oder weniger, uns daraus zu befreien. Glaube mir, ich kenne diese Situation, denn ich habe mich auch aus den Konditionierungen von Elternhaus und Freundeskreis befreien müssen, um meinen eigenen Traum leben und Life-Coach werden und Menschen inspirieren zu können. Diese Befreiung ist notwendig. Denn durch die konditionierte Rolle und ihre Zwänge werden wir von unserer eigenen Intuition, wer wir sind und was uns wirklich gut tut, entfernt und leben mit der Zeit ein Scheinleben, das an unseren wahren Bedürfnissen vorbeigeht. Besonders extrem ist die Wirkung von Konditionierungen, wenn es sich um einen Sonderfall handelt: die negative Konditionierung oder die negativen Glaubenssätze.

GLAUBENSSÄTZE IM ALLTAG UND DIE MACHT DER NEGATIVEN KONDITIONIERUNG

„Wie viel Freuden werden zertreten, weil die Menschen meist nur in die Höhe gucken und das, was zu ihren Füßen liegt, nicht achten.“
– Catharina Elisabeth Goethe

Mit „negativer Konditionierung“ meint man nun, dass ein bestimmtes Verhalten gelernt wird, das auf einer negativen Voranname beruht und oft auch negative Konsequenzen hat. Zum Beispiel haben wir Angst davor, einen fremden Menschen anzusprechen (das ist eine sehr verbreitete Angst). Dazu kommt dann schnell der negative Glaubenssatz: „Diese Person mag mich bestimmt nicht, die spricht nicht mit mir.“ Die Konsequenz ist, wir weichen sozialen Situationen aus, in denen wir eine fremde Person ansprechen müssten, und statt nach dem Weg nach Buxtehude-Ost zu fragen, wozu wir ja jemanden ansprechen müssten, kurven wir lieber zehnmal im Kreis herum und finden es doch nicht heraus. Aber Hauptsache ist, unsere negative Konditionierung und der Glaubenssatz, dass uns diese fremde Person sicher nicht mag, bleiben bestehen. Denn negative Konditionierungen haben oft den fatalen Aspekt, dass sie fest wie Beton in unserem Bewusstsein – und noch fester im Unterbewusstsein – kleben und sich immer wieder bestätigt sehen wollen. Die Bestätigung der betonfest verankerten negativen Glaubenssätze in unserer Psyche erfolgt dadurch, dass wir uns im Alltag gewöhnlich massiv von ihnen einschränken lassen, woraufhin uns nichts gelingt und wir ihnen somit ungewollt immer wieder recht geben. Es ist ein Teufelskreis! Mit der Zeit werden wir selbst zu einem Stück Beton, wenn wir wieder und wieder unsere negativen Glaubenssätze herbeten und uns wundern, weshalb in unserem Leben alles schiefgeht und unsere Freunde von uns Abstand nehmen oder der Liebste den Abschied einreicht, weil er es nicht mehr aushält mit uns. Es sind nicht die anderen, es ist wieder unsere eigene Sabotage in den Gedanken.

Bevor wir sehen, wie wir uns durch die Kraft der Meditation aus unseren negativen Glaubenssätzen und Zwängen herausarbeiten, möchte ich noch etwas weiter ausholen. Es liegt mir am Herzen, dass du die Macht der negativen Konditionierung richtig verstehst, denn nur dann wirst du genügend motiviert sein, sie zu durchbrechen und dein Leben ins Glück zu wenden. Die negative Konditionierung durch die falschen und abwertenden Glaubenssätze über uns selbst ist kein Sonderthema oder Minderheitenproblem, denn sie betrifft uns alle, weil wir fast alle alltäglich so lieblos mit uns selbst umgehen. Und sie hat eine verheerende Macht, denn je mehr wir uns von falschen Glaubenssätzen leiten lassen, umso beschränkter werden unser Leben und umso kleiner und enger unser eigenes persönliches Universum, was Freunde, Beziehungen, Gesundheit und sogar auch Spirituelles umfasst. Der deutsche Kabarettist Bodo Wartke (geboren 1977) hat vor einiger Zeit ein fantastisches Lied zu dem Thema geschrieben, wie man sich durch negative Glaubenssätze selbst das Leben zur Hölle macht. Es heißt „Ich trau mich nicht“ und fasst wunderbar treffend die Situation eines Menschen zusammen, der sich im Alltag permanent von seinen verinnerlichten Ängsten leiten lässt – und natürlich hat dieser Mensch keinerlei Gedankenkontrolle, sondern die Sorgen und Ängste gehen mit ihm durch! Genau das passiert dann im Song, wenn die negativen Glaubenssätze das Steuerrad des Lebens übernehmen: Dieser Mensch sieht eine traumhaft schöne Frau in der U-Bahn, aber er spricht sie nicht an, denn „Ich trau mich nicht“. Er hat nur Pech in Beziehungen, weil er überhaupt keine Frau ansprechen kann, denn „Ich trau mich nicht“. Und so geht es weiter, immer mit „Ich trau mich nicht“ als Refrain. Hinter all dem „Ich trau mich nicht“ des Ängstlichen steckt der negative Glaubenssatz „Ich bin minderwertig, unfähig, unbeliebt, keiner mag mich“ – und dieser Satz ruiniert Schritt für Schritt sein Leben. Zuletzt ist der Ängstliche aus Bodo Wartkes Lied so deprimiert, dass er sich vom Fernsehturm stürzen will, doch – „Ich trau mich nicht“ – auch dafür fehlt ihm der Mut, sodass er sogar in dieser Hinsicht versagt … Und so lustig das jetzt vielleicht klingt, wenn Bodo Wartke dieses Dilemma besingt, die Realität sieht leider ganz anders aus: Täglich sind viele Tausende Menschen genauso unterwegs wie dieser Ängstliche, sie sind total fehlgeleitet von ihren eigenen negativen Glaubenssätzen, und ihre eigene persönliche Welt wird immer kleiner bis hin zur völligen Verzweiflung. Meditation hingegen öffnet das Leben und überwindet solche Ängste. Deshalb ist es so wichtig, dass du begreifst, was genau du hinter dir lässt und wie notwendig es für dein Glück ist, die negative Konditionierung zu durchbrechen.

DER AUSWEG

„Humor ist das Öl in unserer Lebenslampe.“
– Aus Holland

Glaubenssätze definieren unser Leben – diese Tatsache ist ein Hindernis und zugleich auch eine Chance. Welches Hindernis das tatsächlich bedeutet, haben wir schon gesehen (und sicher auch selbst oft erlebt), weil negative Glaubenssätze uns davon abhalten, uns selbst zu verwirklichen und uns im Weg stehen. Wenn du weiter an den Glaubenssätzen festhältst, die dir deine Eltern, die Schule, die Ausbilder und die Medien aufgeprägt haben, bist du irgendwann ein Spielball der anderen, aber meilenweit von deiner eigenen Intuition entfernt. Die Nachteile sind also offensichtlich: Glaubenssätze versperren dir den Blick auf das, was du wirklich bist. Doch ich habe dir gesagt, Glaubenssätze seien ein Hindernis und eine Chance. Welche Chance steckt dahinter? Nun, was man beeinflussen kann, kann man auch ändern, und zum Glück kannst du deine eigenen Glaubenssätze ändern und sozusagen „umschreiben“, neu definieren. Du erinnerst dich an die Gedankenexperimente, die wir am Anfang des Buches gemacht haben? Du kannst nicht „nicht denken" – auch nicht in der Meditation – aber du kannst es lernen, deine Gedanken zu steuern. Genauso ist es mit den Glaubenssätzen. Du kannst nicht „keine Glaubenssätze haben", denn irgendwelche Annahmen gibt es immer in deinem Bewusstsein, aber du kannst die Qualität deiner Glaubenssätze beeinflussen. Du kannst vom Nachbeter fremder Glaubenssätze, die andere in dich hineingelegt haben, zum Gestalter deiner eigenen Glaubenssätze werden, und das macht sogar Spaß. Ich will dir nun zeigen, wie das geht. Es ist einfach, aber nicht leicht. Damit meine ich: Die Technik, die du anwendest, um deine eigenen Glaubenssätze zu schreiben, lernt sich in zehn Minuten, denn sie ist sehr einfach und jeder versteht sie auf Anhieb. Aber die Anwendung ist nicht einfach, denn du musst immer wieder unseren geliebten tierischen Freund, den „inneren Schweinehund", überwinden, wenn du es mit der Macht der alten Glaubenssätze aufnehmen willst. Und du musst fähig und auch mutig genug werden, um dich gegen deine Programmierungen zu stellen. Die Reise nach innen, zur Kraft des eigenen Geistes in der Meditation, erfordert Mut und die Energie, sich gegen eigene Denkmuster (sofern es überhaupt die eigenen sind und keine konditionierten Ideen) zu stellen und einmal um die Ecke zu denken. Sie erfordert auch deine persönliche Bereitschaft, selbst eigene Entdeckungen zu machen und dich nicht immer auf andere zu verlassen, auf vermeintliche Autoritäten. Deshalb mahnte Buddha ja: „Glaubt den Schriften nicht, glaubt den Lehrern nicht, glaubt auch mir nicht. Glaubt nur das, was ihr selbst sorgfältig geprüft und als euch selbst und zum Wohle dienend anerkannt habt." Wenn sogar Buddha sagt: „… glaubt mir nicht, macht eure eigene Erfahrung", sollte das nicht für jeden gelten? Wer die Meditation ernst nimmt, lässt sich gern belehren, prüft alles, was er hört, aber geht zuletzt seinen eigenen Weg. Deshalb sage ich, es ist einfach, Glaubenssätze zu ändern, aber es ist nicht leicht. Lass es uns dennoch in Angriff nehmen!

Solltest du Fragen dazu haben oder anfangs Schwierigkeiten, zögere nicht, die Community um Unterstützung zu bitten! Außerdem hast du die Möglichkeit, den „Meister der Gedanken"-Crashkurs zu absolvieren, in dem du ausführlich und intensiv mit der Technik vertraut gemacht wirst.

Unserer Community kannst du hier beitreten: meister-der-gedanken.de/facebook

Den Crashkurs findest du hier: meister-der-gedanken.de/kurs

DER ERSTE SCHLÜSSEL ERFOLGREICHER MEDITATION: BEWUSSTHEIT – ACHTSAMKEIT

Bewusstheit ist der Oberbegriff für unseren Geist. Unser Geist besteht aus Bewusstsein und Unterbewusstsein. Wenn ich sage, der erste Schlüssel zur Meditation sei Bewusstheit, dann meine ich die Gesamtheit von Bewusstsein (normalem Denken) und Unterbewusstsein (kreative, intuitive Prozesse). Wenn wir beides zusammenführen, erreichen wir ein Stadium, das die Weisen auch „Erleuchtung" genannt haben. Dieses Stadium ist nicht einmal da und bleibt für immer, sondern muss immer wieder neu errungen werden. Dabei gibt es Hindernisse, aber auch Erfolgserlebnisse. Erfahrene Meister der Meditation wie Buddha sagen, Bewusstheit ist alles, Leben ist Bewusstheit und Meditation ist vertieftes Leben, Bewusstheit im Hier und Jetzt. Wie du diese Bewusstheit in deinem Leben praktizieren kannst, und auch, welche Hindernisse du ausräumen musst, zeige ich dir hier.

BEWUSSTHEIT ALS ZENTRUM MENSCHLICHEN GLÜCKS – PROBLEME UND DEFINITIONEN

„Wer bekommt, was er mag, ist erfolgreich. Wer mag, was er bekommt, ist glücklich."

– Martin Luther

Wenn Buddha sagt, Bewusstheit sei alles, sie sei der wahre Schlüssel zur Meditation und zum Verständnis des Lebens, meint er, das bewusste Erleben des Moments sei alles. Jedoch fällt uns heute nichts schwerer als das, bewusst im Moment zu leben. Das fängt bei einigen damit an, dass sie nicht fünf Minuten still sitzen können, ohne auf ihr Handy zu schauen (erinnerst du dich noch, was ich dir über Ablenkung gesagt habe?), bei anderen geht es damit los, dass sie gar nicht wissen, was Bewusstsein eigentlich als Begriff bedeutet. Das ist in der Tat ein sehr großes Problem, denn wenn sich mehrere Personen über Bewusstsein unterhalten, reden sie für gewöhnlich aneinander vorbei, weil sie alle etwas Unterschiedliches mit der Vokabel Bewusstsein meinen. Das mag daher kommen, dass wir uns hier auf das Gebiet der Philosophie begeben. „Wenn sich zwei Philosophen treffen, versteht man eigentlich nur ‚Guten Morgen!', den Rest versteht man nicht mehr" – das witzelte einst ein Zeitgenosse von Jean-Paul Sartre und Simone de Beauvoir, den berühmten französischen Philosophen der Fünfzigerjahre, die schwarze Rollkragenpullover in Mode gebracht hatten. Dem Spötter ging es darum, dass Philosophen – seiner Meinung nach – sehr schwer verständlich seien. Doch in Wahrheit ist die Lage noch viel komplizierter, wenn sich Philosophen und Psychologen miteinander unterhalten. Die Begriffe Geist, Denken, Intuition, Bewusstsein, Unterbewusstsein sind so umstritten und vieldeutig, dass es nicht eine Definition gibt, sondern mehrere, und das Schönste ist – diese Definitionsvielfalt existiert zeitgleich, also alle Definitionen gleichzeitig. Warum jedoch solltest du dich jetzt mit diesem Wort-Wirrwarr befassen? Nun, wenn du tiefer in die Meditation einsteigen willst, brauchst du eine Art Machete, um das Dickicht der Begriffe zu durchdringen – nicht nur das Dickicht deiner eigenen Gedanken, die einem unaufgeräumten Schreibtisch oder eben einem Urwald gleichen können, sondern auch das Dickicht der Begriffe über Meditation.

Ich komme zurück auf Buddha, der sagte, Bewusstheit sei alles, es sei Meditation, es sei das Leben an sich. Was Buddha damit meinte, ist wahrscheinlich, dass das Bewusstsein im Hier und Jetzt das richtige Wahrnehmen dessen ist, was ist. Das scheint dir jetzt banal, doch es ist sehr ungewöhnlich. Du schweifst in Gedanken gewöhnlich ab – in die Vergangenheit oder in die Zukunft. Beides sind Tagträume, denn das Vergangene existiert nicht mehr (ganz abgesehen von der Frage, ob die Vergangenheit, wie du sie subjektiv erinnerst, objektiv auch existiert hat oder ob du Falsches erinnerst), und das Morgen ist noch nicht da und wird vielleicht auch ganz anders, als du es dir erträumst. Also in beiden zeitlichen Richtungen, gestern und morgen, bist du in Tagträumen gefangen. Das ist der Normalzustand – du denkst ständig an etwas, was dich aus dem Hier und Jetzt herausreißt. Jedoch will Meditation dich genau in diesen Moment bringen. Deshalb ist auch die Körperarbeit so wichtig, denn dein Körper ist immer im Moment, er schwebt nicht im Gestern oder im Morgen, sondern er ist jetzt dein Stück Realität, mit dem du arbeiten kannst. Indem du dich mit deinem Körper verbindest und ihn bewusst wahrnimmst, kommst du sowohl in den Moment als auch in die Intuition, und so öffnet sich dir das meditative Erleben. Das Bewusstsein von dem, was da ist, ist die bewusste Achtsamkeit, die du auf den Moment lenkst. In diesem Moment ist alles in Ordnung. Du wirst sehr bald feststellen, dass dich ein Gefühl des Friedens durchzieht, wenn du lernst, in den Moment und in die Intuition zu kommen. Denn alles, was ist, befindet sich jetzt schon hier. Das heißt nicht, dass es keine Probleme mehr gäbe – es heißt nur, dass du ein Teil eines sinnvollen Kosmos bist, der schon geordnet ist *vor* deinem hektischen Eingreifen. Bewusstsein, so verstanden, ist das Stillwerden des lauten und unruhigen Verstandes und die Herrschaft der Intuition, wobei du aber auch unangenehme Inhalte deines Unterbewusstseins gelassen ansehen kannst. Denn Glück, wie es die Meister verstehen, ist nicht ein Himmel voller Geigen, sondern die eigene Herrschaft über die Gedanken und die Gedankensteuerung. Was hingegen passiert, wenn du die Kontrolle über dein Bewusstsein verlierst, siehst du im Folgenden.

UNGLÜCK ALS UNBEWUSSTHEIT ODER WIE VERDRÄNGTES DIE OBERHAND GEWINNT

„Ich wünsche dir, dass du immer mehr lernst, das Wesentliche vom Unwesentlichen zu unterscheiden.“
– Georg Lehmacher

Es gibt einen Spruch, der lautet: „Alles Vergessene schreit im Traum um Hilfe.“ Das Phänomen, das Vergessenes wieder auftaucht, ist allgemein bekannt. Die Psychologen nutzen statt „Vergessenes“ auch die Bezeichnung „Verdrängtes“, was bedeutet, dass man bestimmte Dinge, Themen, Inhalte nicht erinnern will. Die Erinnerung ist also ein *willensbasierter* Prozess. Diese Erkenntnis ist sehr wichtig, denn die meisten von uns glauben, die Erinnerung spule sich automatisch ab – ebenso, wie sich unsere Atmung, unser Stoffwechsel und unser Herzschlag automatisch abspulen, denn diese Prozesse werden vom parasympathischen Nervensystem gesteuert und brauchen keine Willensanstrengung, um zu funktionieren – oder musst du daran denken zu atmen? Zum Glück nicht, dein Körper ist schlau und regelt deine lebenswichtigen Prozesse auch ohne deinen Willen. Aber die Erinnerung funktioniert etwas anders. Zum einen gibt es zwar tatsächlich die menschliche Erinnerung, die sich vergleichbar automatisch abspult wie die Atmung, doch es gibt auch Ereignisse, die wir bewerten und aufgrund unserer Bewertung nicht erinnern wollen. Wir entscheiden also, ob wir eine Sache erinnern wollen – oder nicht. Sigmund Freud, der Vater der Psychoanalyse, nannte diesen bekannten Vorgang „Verdrängung“, und das bedeutet nicht mehr, als dass unerwünschte Inhalte unserem Bewusstsein entzogen werden. Unerwünscht heißt, wir erinnern uns an etwas, bewerten es aber als schlecht und wollen es daher nicht mehr wahrhaben. Diese Erinnerung ist aber dennoch da – im Unterbewussten. Dort entfaltet sie eine verheerende Wirkung, denn sie kann dich völlig aus dem Gleichgewicht bringen, dich unglücklich und sogar krank machen, sofern du nicht erkennst, was da vor sich geht.

Schau dir mal genauer an, was da passiert: Durch Verdrängung wollten wir unangenehme Erinnerungen in den Hintergrund unseres Bewusstseins schieben, also ins Unterbewusste. Das Unterbewusste ist jedoch kein Fass ohne Boden, es kann nicht unbegrenzt negative Inhalte aufnehmen. Vielmehr ist es so, dass alles, was wir in unser Unterbewusstsein hinein verdrängen, weil es unserem Tagesbewusstsein unangenehm ist, sich früher oder später einen Ausweg sucht, um endlich gesehen zu werden. Der Ausweg kann zum Beispiel ein Traum oder ein Albtraum sein, je nachdem, was der Inhalt des Verdrängten ist – und plötzlich ist die Erinnerung wieder da. Ein böses Wort zur falschen Zeit, weil wir gerade völlig mit uns selbst beschäftigt sind und die reale Situation gar nicht mehr wahrnehmen, eine emotionale Überreaktion wie plötzliches Weinen oder Schreien, eine seelische Störung mit Krankheitswert wie Depression oder es kann so weit eskalieren, dass Einzelne kriminell werden. Fragst du dich nicht auch, was die Ursache von den schlimmen Amokläufen ist, die du immer im TV siehst, wenn wieder jemand durchgedreht ist? Genau diese verdrängten Inhalte im Unterbewusstsein der Täter, die dann plötzlich einen Ausweg suchen, sind der Grund. Du siehst, die Verdrängung ist ein gefährlicher Prozess, sie macht unser Unterbewusstsein im Laufe der Zeit gleichsam zu einer seelischen Giftmüll-Deponie und zu einer hochexplosiven dazu, die schnell in die Luft geht.

Wenn Verdrängtes die Oberhand gewinnt, passieren Dinge, die uns direkt ins Unglück bringen. Unglück ist in gewisser Weise mit dem Vorherrschen der verdrängten Inhalte identisch. Stell dir vor, eine schwarze Gestalt, gebildet aus Hass, Wut, Ärger und Aggression, sitzt am Steuer deines Lebens-Fahrzeugs – und fährt dich direkt an die Wand. Ich will dich nicht erschrecken mit diesem drastischen Bild, sondern dir nur zeigen, dass wir nicht unentwegt damit fortfahren können, die unerwünschten Inhalte in unserem Unterbewusstsein zu parken und immer mehr Negatives zu verdrängen, sondern uns damit wirklich auseinandersetzen müssen, damit nichts Schlimmes passiert. Es ist nämlich so, dass in unserer Seele ständig das Bewusstsein und das Unterbewusstsein um die Führung – also bildlich gesprochen um den Platz auf dem Fahrersitz unseres Lebens – wettstreiten, weil immer einer die Oberhand gewinnen will. Normalerweise ist es das Bewusstsein, das gewinnt. Wir sind nämlich alle darauf konditioniert, die verstandesbetonten Prozesse in unserem Alltag die Oberhand gewinnen zu lassen, denn wie der Philosoph von Weizsäcker sagte, leben wir in einer Verstandeskultur und unsere ganze Erziehung ist darauf ausgerichtet, den Verstand dominieren zu lassen. Allerdings kehrt sich das Verhältnis von Verstand und unterbewussten Impulsen um, wenn wir einmal viel Stress haben, unverarbeitete Wut, ein Trauma oder Trauer mit uns herumtragen und derart das Reservoir unseres Unterbewusstseins immer voller wird. Dann entsteht gleichsam eine massive toxische Ladung im Unterbewusstsein, die sich irgendwann bemerkbar machen will – und das gerade umso deutlicher, je mehr Widerstand wir dagegensetzen. Deshalb sage ich dir im Übrigen bei meinen Meditationsübungen auch immer wieder: Wende keinen Widerstand an, wenn du mal negative Gedanken oder Emotionen verspürst, denn durch Widerstand werden diese nur intensiver und du kannst sie nicht mehr steuern, sondern wirst davon gesteuert.

Genauso ist es mit unserer Psyche im Ganzen – wenn wir zu vieles verdrängen und dem auch noch großen Widerstand entgegensetzen, übernimmt das Unterbewusste (mit all seinen toxischen Inhalten) das Steuerrad unseres Lebens und schiebt den Verstand einfach weg. Denn der Verstand herrscht nur so lange, wie er keinen Widerstand bekommt. Der Widerstand des Unterbewussten ist jedoch sehr stark und massiv und kann dein ganzes Bewusstsein erschüttern, wenn du allzu lange toxische Stoffe wie Ängste, Süchte und Hassgefühle in deinem Innern versiegelt hast. Er ist dann wie eine „Palastrevolte“ in deinem Bewusstsein: Der ganze Mob macht sich auf, die Türme zu erklimmen, hinter denen sich der Verstand verschanzt hat … und wenn der Mob (also das aufgeregte Unterbewusste) stark ist, wird es ihm gelingen, die Mauern zu sprengen, und der Verstand flüchtet sich verschreckt und rennt gleichsam davon. Es ist eine einfache Regel: Was verdrängt wird wächst und was wächst will herrschen. Dann geschieht das Unglück: Wir laufen dem x-ten Alkoholiker oder Narzissten nach, obwohl uns die früheren schon ins Verderben gebracht haben und wir es eigentlich besser wissen müssten, wir fahren riskant mit dem Auto, bis wir fast einen Unfall bauen, schreien unsere Liebsten grundlos an oder beginnen einen bösen Streit, weil wir völlig aus dem Gleichgewicht sind, und ja, auch der Spielteufel blickt verführerisch um die Ecke. Wenn das Unterbewusste mit all seinen verdrängten Inhalten die Führung übernimmt, hat es Süchte, Abhängigkeiten und seelische Störungen im Gepäck: Es ist die Büchse der Pandora, die sich da öffnet. Die Chance ist nur, es gar nicht so weit gedeihen zu lassen. Meditation hilft hier als seelisches Detox-Programm, das Verdrängte anzuschauen, ihm gebührend Raum zu geben und es loszulassen, bevor es die Herrschaft übernimmt.

GLÜCK ALS ZEITPERSPEKTIVE: DIE FALLE, IN DER ZUKUNFT ZU SCHWEBEN STATT IM HIER UND JETZT

„Wer dem Glück nachjagt, muss leichtes Gepäck haben.“

– Honoré de Balzac

Der Schriftsteller Honoré de Balzac, den ich am Anfang zitiert habe, war ein sogenannter Glücksritter: Er stammte aus der ärmsten Bevölkerungsschicht, wurde berühmt durch seine Romane und starb als schwerreicher Mann, sogar zum Grafen geadelt. Seine Devise war, man müsse leichtes Gepäck haben, wenn man dem Glück nachjagt. Damit meinte er, man müsse sich spielerisch und mit Gelassenheit dem Leben anvertrauen – was bei ihm ja auch gut funktioniert hatte. Das wirkliche Leben und die Literatur sind voll von Glücksrittern, weil das Glück einfach so ein wichtiges Thema für uns Menschen ist. Du kennst sicher das Märchen „Hans im Glück"? Der dumme Hans will das Glück finden, doch er sieht es immer in der Zukunft und in einem anderen Gegenstand, den er dann besitzen will. Jetzt ist der dumme Hans nicht glücklich, weil er noch nicht hat, was er will, aber morgen oder übermorgen oder bei der nächsten kommenden Gelegenheit wird er sein Glück finden ... und so geht es immer weiter. Das ist ein Märchen, das du als Kind bestimmt schon gehört hast, denn es ist sehr beliebt und reizt uns zum Lachen. Doch so wie dem dummen Hans geht es – Pardon – den meisten von uns, denn wir sind es gewohnt, unser Glück in der Zukunft zu suchen (finden werden wir es dort nicht, aber dazu später). Das hat etwas damit zu tun, dass es uns so schwerfällt, im Hier und Jetzt zu leben. Im Hier und Jetzt ist unser Leben in Ordnung. Sogar wenn wir Schmerzen haben oder leiden, ist im Moment dieses Problem erträglich, wenn wir uns nur auf den Moment konzentrieren und uns nicht ständig mit Sorgen martern, wie es morgen sein könnte. Und wenn es uns gut geht, ist das Hier und Jetzt umso mehr der „Ort des Geschehens" – kein Ort im räumlichen Sinn, sondern rein Zustand, reines Sein, und das ist in diesem Fall Glück. Glück ist immer jetzt, denn es gibt kein anderes Sein. Gestern ist nicht mehr und morgen ist noch nicht da, also ist der gegenwärtige Moment alles, was wir fassen – und auch alles, was wir sein können. Denn Leben ist Sein und eben ist jetzt. So einfach ist es im Prinzip. Wenn Leben aber Sein ist und Sein ist jetzt, warum denkst du dann immer, dein Glück läge irgendwo in ferner Zukunft?

Das Problem ist, dass wir auf die falsche Glücksformel hin trainiert werden: i + x = k (ich plus Faktor x bin komplett). Diese falsche Formel stellt uns jetzt, im Moment, als unfertig und ergänzungsbedürftig dar, und den Faktor x als das, was uns noch zum Glück fehlt. Dieses Denken entspricht dem

Denken eines Kindes. Du weißt ja, dass Kinder immer, bei jeder Gelegenheit sagen: „Wenn ich einmal groß bin …“, und dann kommt irgendetwas, was sie sich erträumen: „Wenn ich groß bin, werde ich Tierarzt; wenn ich groß bin, werde ich Filmstar; wenn ich groß bin, kaufe ich mir die Welt …“ Ja, so denkt ein Kind, und wenn ein Kind so denkt, ist dagegen auch nichts zu sagen. Schwierig wird es nur, wenn du mit zwanzig oder vierzig Jahren noch genauso denkst und dein Glück irgendwo in der Zukunft siehst, statt im Hier und Jetzt zu leben. Auch das ist eine Folge unserer Erziehung und Sozialisation (das heißt, das Heranwachsen in der Gesellschaft), dass wir nämlich auf ein Morgen hin orientiert werden und vom Heute absehen sollen. Du durchläufst Kindergarten, Schule, vielleicht Studium oder Ausbildung und dann geht es im Job auf der Karriereleiter weiter – Stufe um Stufe und immer höher. Man ist im Grund nie fertig damit. Denn es gibt immer etwas, was höher liegt und was du erreichen willst, was dein Ziel wird und dein Glück darstellen könnte. Wenn du aufwächst, übernimmst du automatisch diese Botschaft: Ich bin jetzt noch nichts, aber wenn ich das und das erreicht habe, bin ich etwas. Mit diesem „etwas“, das wir einmal in der Zukunft werden sollen (und oft genug auch selbst wollen), ist die Vorstellung vom unendlichen Glück verbunden. Was für den kindlichen Horizont stimmt, stimmt auch noch für viele Erwachsene, doch das psychologische Problem ist, dass du als Erwachsener irgendwann begreifen musst, dass dich dieses Denken vom angeblichen Komplettwerden durch ein Fernziel in der Zukunft nicht glücklich macht, sondern nur im Hamsterrad hält. Deshalb sagt Buddha ja in seinen Sprüchen: „Verweile nicht in der Vergangenheit, träume nicht von der Zukunft. Konzentriere dich auf den gegenwärtigen Moment …“, denn die Konzentration auf den Moment ist es, in der Meditation, Bewusstheit und nicht zuletzt auch Glück sich ereignen können. Dieses falsche Denken, das in die Zukunft oder Vergangenheit schweift, um dir einzureden, du bräuchtest noch das und das, ist es in Wahrheit, was dich immer und immer weiter das Rad drehen lässt, das dich so frustriert und durch das du zuletzt nirgendwo ankommst. Es ist eine Denkfalle, auf die wir aber leider konditioniert werden: zu glauben, etwas in der Zukunft würde uns komplett, richtig, erfolgreich und vor allem glücklich machen …

GLÜCK ALS SEINSPERSPEKTIVE: DIE FALLE, DAS EGO MIT DEM SEIN ZU VERWECHSELN

„Die meisten Menschen sind in dem Maße glücklich, wie sie es sich gestatten."
– Abraham Lincoln

Es gibt einen großen Unterschied zwischen dem Ego und dem Sein: Das Ego ist zeitlich, das Sein ist ewig. Das Ego ist bruchstückhaft, das Sein ganz. Das Ego hat Ängste, Zwänge, Probleme aller Art, das Sein ist komplett und integer. Der Mensch hat Ego *und* Sein. Das ist komplex. Denn das Sein ist eigentlich perfekt, doch das Ego ist es nicht, und oft hörst du das Ego mit seinen Unvollkommenheiten und nicht das Sein mit seiner stillen Ruhe der Vollkommenheit. Das menschliche Ego hat die Eigenschaft, sehr laut und aufdringlich zu sein und spielt sich immer in den Vordergrund. Der Effekt bei den meisten unserer Zeitgenossen ist, dass sie nur noch das laute Ego wahrnehmen und sich gar nicht mehr daran erinnern, dass es auch noch ein ruhiges, stilles, anziehend vollkommenes Sein gibt. Oder, schlimmer noch – sie verwechseln das Ego mit dem Sein. Was passiert aber, wenn du das Ego mit dem Sein verwechselst? Nun, es geht dir wieder wie dem dummen Hans im Glück, von dem das Märchen erzählt (deshalb ist er ja „dumm", er durchschaut die Gesetze des Lebens nicht). Der suchte sein Glück ja nicht nur in der Zukunft, sondern auch im Besitz von immer neuen Dingen. Hatte er ein Schwein, wollte er ein Huhn, hatte er ein Huhn, wollte er eine Katze, und immer so weiter. So ähnlich funktioniert unser Ego tatsächlich, wenn es die Oberhand gewinnt und unser ganzes Bewusstsein und unseren Körper zu seinem Sklaven macht: Alles wird dem Erwerb von neuem Besitz untergeordnet. Unsere Gedanken, Gefühle, unsere Arbeitskraft, unsere körperliche Spannkraft, unsere Gesundheit, unsere Fantasie, alles muss dem Ego dienen, wenn das Ego einmal zur Herrschaft kommt, denn es teilt nicht. Deshalb sagt man von manchen unkooperativen Menschen ja auch, sie seien egozentrisch – egozentrisch heißt, das Ego steht im Mittelpunkt. Wenn das Ego im Mittelpunkt steht, geht es nur um Besitz. Nicht nur um Besitz von materiellen Objekten (auch wenn es sich oft darum dreht), sondern auch um immateriellen Besitz, um das Rechthaben und Festhalten an der eigenen Meinung (so nach dem Motto „meine Meinung steht fest, verwirre mich bitte nicht mit Tatsachen!"), oder um das Festhalten an vergangenen Beziehungen um jeden Preis (kennst du das, dass die Leute klammern und den oder die Ex nicht loslassen wollen? Oder bist du sogar selbst auch manchmal so?) … Das ewige „Rechthaben wollen" des Egos hält dich aber nicht nur an Personen oder Dingen fest, es hat auch eine weitere fatale Funktion: Es beschränkt dein Glück. Deshalb sagte der amerikanische Präsident Lincoln (1809 bis 1865), den ich oben zitiert habe, dass die meisten Menschen nur in dem Maß glücklich werden, wie sie es sich erlauben. Das heißt konkret, das Ego diktiert dir, ob, wann, wie und sogar wie sehr du glücklich werden kannst, in Übereinstimmung mit seinen Glaubenssätzen. Ist das nicht schrecklich einengend?

Das Ego mit dem Sein zu verwechseln ist ebenso fatal, wie das Glück immer in der Zukunft zu suchen. Beides gründet auf einem großen Denkfehler. Das Glück ist das Leben und das Leben ist jetzt – es ist erfahrbar in der Intuition, in der unmittelbaren Anschauung, in der Meditation. Das Ego ist nicht das Sein, es ist der Gegensatz zum Sein, gehört aber zum Menschsein dazu (kompliziert, aber so ist es nun mal). „Ich" bin beides, Ego und Sein. Ich bin unvollkommen und vollkommen, ängstlich und souverän, klein und groß. Deshalb sprach auch Goethe (1749 bis 1832): „Zwei Seelen wohnen, ach, in meiner Brust". Der Dichterfürst meinte mit den „zwei Seelen" nicht, dass er eine gespaltene Persönlichkeit sei, sondern er meinte das Ego und das Sein: das zeitliche, ängstliche und fehlerhafte Ego und das ewige, vollkommene Sein, das du meist mehr erahnen kannst, als dass du es erlebst. Das sind die beiden Seelen bei Goethe und das sind auch die beiden Anteile der Seele, die du hast, die jeder Mensch hat. Wenn du das Ego nun mit dem Sein verwechselst, übernimmst du die Ängste des Egos – also seine Glaubenssätze – und hältst sie für real. Dann glaubst du daran, dass du XY brauchst, um glücklich zu sein, oder dass du unsportlich bist, schlecht in Mathe, kein Glück in der Liebe hast oder was auch immer. Du hältst überhaupt alles für real, was das Ego dir vorgaukelt, und das heißt im Endeffekt, du lebst in einer Traumwelt. Erinnerst du dich noch an den großen chinesischen Weisen Dschuang Dsi und sein Gleichnis vom Kaiser, der träumt, ein Schmetterling zu sein? Genauso ist es. Das Ego gaukelt uns vor, was es will, es stellt uns in Bilder, die wir für die Wirklichkeit halten und die wir zu fangen versuchen, wie bunte Schmetterlinge, die natürlich immer fortfliegen … Es kommt zu einer endlosen Hetzjagd nach Dingen, Zuständen und Objekten. Doch der einzige wahre Zustand ist jetzt, hier, im Sein, wo das Ego still wird und alles schon vollkommen ist. Das ist der Sinn der Meditation.

MEDITATIVER SCHLÜSSEL: IDENTIFIKATION MIT DEN GEDANKEN AUFLÖSEN UND GESELLSCHAFTLICHE KONDITIONIERUNGEN ERKENNEN

„Ich habe mein Leben so eingerichtet, dass ich bereit bin, das Glück zu ergreifen, wenn es kommen sollte, und wenn es nicht kommen sollte, mich in Geduld zu üben."

– Niccolò Macchiavelli

Wenn du den Weg in die Meditation suchst, musst du zuerst die Hindernisse erkennen, die dich aufhalten. Diese Hindernisse sind:

1. Ablenkung
2. Identifikation mit den Gedanken
3. Gesellschaftliche Konditionierungen

Diese drei Hindernisse sind ebenso verbreitet wie gefährlich, denn sie versperren dir den Zugang zur Achtsamkeit und zu einem bewussten Erleben des Moments, in dem du deine Gedanken steuern kannst. Ich zeige dir im Folgenden, was diese drei Hindernisse im Einzelnen bedeuten und wie du sie umgehen kannst, damit deiner gelungenen Meditation nichts mehr im Weg steht. Hierfür ist auch das **vierte** Video aus dem „Meister der Gedanken"-Praxiskurs hilfreich, in dem dieses Thema durch Praxisübungen vertieft wird. Das Video findest du hier: meister-der-gedanken.de/kurs

1: Schluss mit der Ablenkung!

Ablenkung gehört zu deinem Alltag. Du bist es gewohnt, mit dem Handy zu spielen, den neusten Film auf deinem Smartphone zu schauen, auf Facebook zu posten, viele neue

Dinge zu kaufen und vielleicht auch legale Drogen zu konsumieren. Das schockiert heute niemanden mehr, sondern gehört zur sogenannten Normalität – so sehr, dass manche Leute zappelig werden, wenn ein Stromausfall ihnen mal ihr geliebtes virtuelles Spielzeug lahmlegt. Das Problem mit diesen Ablenkungen ist, sie gehören heute so selbstverständlich zu unserem Alltag, dass wir sie als normale Begleiterscheinungen des Lebens ansehen. Das sind sie jedoch nicht! Überlege dir mal, was hast du eigentlich Konstruktives gemacht nach fünf Stunden spielen im Internet oder unendliches Scrollen durch deinen Facebookstream? Nichts, genau, es hinterlässt ein Gefühl der Leere. Bitte verstehe mich nicht falsch: Ich nutze all diese Technik auch und schätze sie grundsätzlich, aber es gibt einen klaren Stopp, wenn sie mir meine Zeit unnütz verbraucht. Diesen Stopp zu setzen, ist für dich vielleicht aber eine große Herausforderung, denn die beliebte Ausrede lautet ja „Alle machen es so“. Und das stimmt, alle machen es so, denn alle sind in dieser Falle gefangen.

Psychologen nennen dieses Verhalten „Übersprunghandlung“. Eine Übersprunghandlung ist eine sinnlose Handlung, die kein eigenes Ziel hat und zwischen zwei Handlungen stattfindet, die ein Ziel haben. Zum Beispiel gehst du zur Bushaltestelle, denn du willst mit dem Bus von A nach B fahren. Der Bus hat aber drei Minuten Verspätung und du zündest dir eine Zigarette an, um die Wartezeit zu verkürzen. So weit ist das in Ordnung – der Weg zum Bus ist sinnvoll (hat ein Ziel), die Fahrt von A nach B ist sinnvoll (hat auch ein Ziel) und die Zigarette beim Warten ist zwar sinnlos, aber menschlich, eine typische Übersprunghandlung eben. Übersprungshandlungen sind kurz, vorübergehend, sinnlos und ohne eigenes Ziel. Sogar Tiere machen Übersprungshandlungen, zum Beispiel dreht sich ein Hund ein paarmal im Kreis, bevor er sich hinlegt, um zu schlafen. Das Drehen ist sinnlos (geworden) und ohne Ziel, das Schlafen nicht. Also üben auch Tiere sinnlose Handlungen zwischen sinnvollen Handlungen aus! Doch das Problem beim modernen Menschen ist, dass sich heute oft eine Übersprunghandlung an eine andere

Übersprunghandlung kettet und ewig so weiter (und dazu kommen noch all die tollen technischen Geräte, die uns zig Varianten von Übersprungshandlungen ermöglichen …), und am Ende haben wir kaum noch sinnvolle Handlungen ausgeführt, die ein Ziel haben, sondern von morgens bis abends in der Ablenkung gelebt. Wir übertreiben es einfach. Und wenn du in dieser Falle bist, gibt es nur ein Gegenmittel: erkennen, dass du dich gerade ablenkst, bewusst innehalten, Ablenkung einstellen. Das funktioniert vielleicht nicht beim ersten Mal. Doch das Abstellen der Ablenkung ist der erste Schritt, um im Hier und Jetzt anzukommen.

Übung, um Ablenkung einzustellen

Wenn du bemerkst, dass du abgelenkt bist, mache eine Tätigkeit ganz bewusst – zum Beispiel, gehe ganz bewusst, indem du ganz in deinem Körper bist und spürst, wie dein Fuß auf dem Boden aufsetzt, wie deine Muskeln sich anspannen und entspannen und so weiter. Oder trinke ein Glas Wasser ganz bewusst und andächtig und spüre, wie die Flüssigkeit durch deine Kehle rinnt und dich erfrischt und belebt. Im Körper ankommen ist der Schlüssel zur Achtsamkeit im Moment, und das kannst du im Alltag dadurch erreichen, dass du das, was du gerade tust, mit voller Bewusstheit tust.
Sowohl im Praxis-Teil im Kapitel „Meditation in der Praxis“ als auch im Mitgliederbereich findest du weitere Übungen dazu, im Mitgliederbereich außerdem geführte Meditationen.

02: Identifikation mit den Gedanken auflösen

Wenn Meister der Meditation meinen, Bewusstheit sei der Schlüssel zur Meditation, ja sogar zum Leben, meinen sie nicht die Gedanken. Es ist wichtig, dass du diesen Unterschied richtig verstehst und die Bewusstheit nicht mit deinen eigenen Gedanken gleichsetzt oder verwechselst. Das Bewusstsein ist über den Gedanken – Ursprung, Entstehungsort und ungleich höher –angesiedelt. Die Gedanken selbst sind eine flüchtige

Masse, die ständig ihre Form und „Ladung“ – von positiv zu negativ und zurück – verändert und wandelt und von daher nicht identisch sein kann mit dem ewigen Bewusstsein. Deshalb sagt der große Patanjali, ein indischer Meister des Yoga (er lebte wahrscheinlich im 3. Jahrhundert nach Christus) in seiner Schrift „Yogasutram“ (zu Deutsch „Leitfaden des Yoga“), das Yoga sei das Lenken des Bewusstseins und der Gedankenstrom sei wie ein Kleid, das sich das Bewusstsein anlegt. Stelle dir das vor, dein Bewusstsein kleidet sich in Gedanken. Es wechselt die Gedanken wie Kleider. Wenn sich die Gedanken wandeln, in die das Bewusstsein gekleidet ist, bleibt es selbst dennoch immer dasselbe Sein. Du trägst ja auch nicht das ganze Jahr über dieselben Kleider, oder?

Die Identifikation mit den Gedanken – den Kleidern des Bewusstseins – ist das größte Problem, das du neben der Ablenkung überwinden musst. Deine Gedanken sind nicht real im Sinne des Bewusstseins. Real ist nur das Hier und Jetzt, der jetzige Moment. Deine Gedanken haben immer eine Zeitkomponente: Sie entführen dich entweder in die Vergangenheit oder gaukeln dir eine Zukunft vor. Beides sind, wie du inzwischen schon gelernt hast, Tagträume und als solche solltest du sie auch erkennen können. Du bist in Gedanken mit Situationen beschäftigt, die es entweder nicht mehr gibt (diese schöne Frau auf der Straße ansprechen und die Gelegenheit nutzen, die du nicht genutzt hast) oder die sich noch gar nicht ereignet haben (der Lottogewinn, auf den du hoffst). Noch dazu kommen immer andere Personen in deinen Gedanken hinzu, wie der Nachbar mit seinem lauten Rasenmäher, mit dem du dich in Gedanken noch streitest, oder der neue Kollege, der alles besser weiß und dem du in Gedanken mal deutlich die Meinung sagst. Alles das hat mit dir selbst im Innern gar nichts zu tun und schleudert dich innerhalb von Sekunden aus der Intuition heraus wie ein Katapult. Was machst du nun, wenn du in die Meditation kommen willst und ein Gedanke schiebt sich dazwischen? Diese Frage haben mir schon Tausende Coaching-Kunden gestellt, weil das Problem so weit verbreitet ist. Die Lösung lautet nicht „nicht denken“, denn wie du ebenfalls schon weißt, du kannst nicht „nicht denken". Du kannst höchstens deine Gedanken beobachten. Du begibst dich in die Beobachterposition und sagst dir: Da kommt ein Gedanke, den schaue ich mir an. Setze ihm keinen Widerstand entgegen, lasse dich aber auch nicht mitreißen. Wenn du das Beobachten deiner Gedanken umsetzen kannst, identifizierst du dich nicht mehr mit ihnen und verstehst, was sie in Wirklichkeit sind: vorübergehende Kleider deines Bewusstseins. Im Bewusstsein sein, heißt, den Träger all dieser Kleider zu kennen. Das bist du. Du, nicht dein Ego, sondern dein Sein.

Übung, um die Identifikation mit den Gedanken zu brechen

Gedanken sind Kleider des Bewusstseins, sagte Patanjali. Setze dich also einmal ruhig hin und beobachte die Gedanken, die in deinem Geist aufkommen, ohne sie zu bewerten – nimm sie einfach wahr. Stell dir nun vor, dass die Gedanken, die dich gerade durchziehen, wie Kleider auf einem Garderobenständer sind. Wie sehen sie aus – alt oder neu, schön oder zerschlissen? Vielleicht sind sie völlig aus der Mode (weil du alte Glaubenssätze in dich aufgenommen hast)? Was „passt" dir eigentlich noch? Oder bist du aus diesen Gedanken-Kleidern herausgewachsen? Diese Übung macht Spaß und sie zeigt dir auf spielerische Art und Weise, wie austauschbar und oft fremd die Glaubenssätze sind, die du fälschlicherweise für deine eigenen Ideen hältst. Zu diesem Thema findest du weitere Übungen im Praxisteil im Kapitel „Meditation in der Praxis" und eine geführte Meditation im geschützen Mitgliederbereich: meister-der-gedanken.de/member
Passwort für den Zugang: **freiheit**

03: Gesellschaftliche Konditionierungen durchbrechen

Unsere Gedanken sind nicht nur oft falsch (wie falsche, negative Glaubenssätze) und sie bringen uns nicht nur aus dem Moment heraus und in irgendeine Vergangenheit oder Zukunft herein (wie Tagträume), sie haben noch einen weiteren Fehler: Sie sind meistens gar nicht von uns. Es verblüfft dich vielleicht, wenn du hörst, dass deine Gedanken nicht deine Gedanken sind, doch du wirst es gleich verstehen. Deine Gedanken, die du für so individuell und persönlich hältst, kommen nur zu einem geringen Prozentsatz wirklich von dir. Wenn es um „geistiges" Eigentum ginge, müsste auf achtzig bis neunzig Prozent deiner Gedanken stehen „Plagiat". Denn was du im Laufe eines Tages denkst, hängt mit an Sicherheit grenzender Wahrscheinlichkeit nicht von deinen eigenen Eingebungen, sondern von gesellschaftlichen Konditionierungen ab, die man dir aufgeprägt hat. (Ja, ich muss dich an dieser Stelle leider enttäuschen: So originell, wie du glaubst zu denken, denkst du wahrscheinlich nicht. Aber das können wir bald ändern!) Mit der gesellschaftlichen Konditionierung, die du in deinem Denken vorfindest, meine ich: die Botschaften, die man dir in der Schule, im Elternhaus, in der Ausbildung oder im Studium und auch heute noch durch die allgegenwärtigen Medien und die Werbung aufgeprägt hat. „Zieh dich so an – Schwarz ist eine Trauerfarbe – Mache das, lasse das – iss zweimal am Tag etwas Warmes – Milch und Haferflocken sind gesund – Widersprich nicht! – Lern fleißig – Kaufe dir ein Auto – Wenn du einen XY-Wagen fährst, hast du es geschafft – Baue ein Haus am Stadtrand – Suche dir einen guten Job …" Diese banalen Botschaften sind verwirrend und so zahlreich, dass sie uns überall begegnen, und sie sind dazu so oft wiederholt worden, dass sie sich geradezu verselbstständigt haben. Du hältst dieses unablässige Geraune aus gesellschaftlichen Konditionierungen in deinem Kopf für dein eigenes Denken, weil du von klein auf mit diesen und ähnlichen Botschaften aufgewachsen bist und weil du auch heute noch überall damit beschallt wirst. Wiederholung ist der Schlüssel zur Verankerung von Botschaften ins Unterbewusste, wie du weißt! Diese Technik funktioniert hervorragend und deshalb nutzt sie die Werbung ja auch zu ihrem eigenen Vorteil, um Käufer zu binden. Werbung bedeutet heute nicht nur, dass ein Produkt beworben wird (wobei – bei manchen Leuten funktioniert auch dieser einfache Trick). Doch bei dir weiß ich, dass du schlauer bist und dich von einfachen Werbebotschaften nicht einlullen lässt, sondern durchschaust, dass eine komplette Industrie dahintersteht, die dir ihr Produkt, ihr Auto, ihren Computer verkaufen will.

Das Problem ist jedoch viel größer, denn die gesellschaftliche Konditionierung erstreckt sich nicht nur auf die Werbung für Produkte, sondern auf unseren gesamten Lebensstil. Ein Beispiel: Früher musste sich eine Frau rechtfertigen, wenn sie Karriere machen wollte. Heute muss sie sich rechtfertigen, wenn sie keine Karriere machen will. (Ich bewerte das hier nicht, ich stelle nur fest, dass es einen Wertewandel gegeben hat). Oder: Früher musste ein Mann nur einen halbwegs guten Job haben und er war schon gesellschaftlich akzeptiert. Es war relativ einfach. Heute ist das viel komplizierter geworden und der Wettbewerb viel härter – so hart, dass ein Mann sich schon nach seinem „Nettowert“ (nach Vermögen) beurteilen lassen soll. Das soll nun die neue Norm sein. Ich will dir damit sagen, dass die gesellschaftliche Konditionierung nicht bei den Konsumartikeln stehen bleibt, für die sie fleißig Werbung macht und die wir alle kaufen sollen, sondern sie „verkauft“ uns auch einen Lifestyle, und der ist noch dazu veränderlich. Was heute zum Lifestyle gehören soll, war früher nicht denkbar und umgekehrt, das bedeutet, dass der gerade angesagte Lifestyle, den dir die Gesellschaft anerziehen will, nichts Stabiles ist. Wenn du also glaubst, du denkst deine eigenen Gedanken, bist du mit großer Wahrscheinlichkeit gerade in einem Hamsterrad gefangen, das aus neuen und alten Konditionierungen besteht.

Übung, um gesellschaftliche Konditionierungen zu durchbrechen

Setze dich ruhig hin und beobachte deine Gedanken, die gerade in dir aufkommen – abermals, ohne sie zu bewerten. Nimm einfach wahr, dass sie da sind, und setze ihnen keinen Widerstand entgegen. Dann arbeite mit der Formel „Was wäre, wenn?“. Die Formel „Was wäre, wenn?“ bricht alte Konditionierungen auf. Stelle einfach den Rollen und Glaubensannahmen über dich, die sich in deinem Innern abspulen, die Frage entgegen „Was wäre, wenn?“ und schaue, wie sich dein Gedankenstrom dann entwickelt. Wenn du zum Beispiel die Prägung hast, du müsstest ein bestimmtes Prestige-Auto fahren, um die Nachbarn zu beeindrucken, stelle die Frage „Was wäre, wenn?“ und stell dir eine Situation vor, in der du mit einem klapprigen alten Gebrauchtwagen oder gar auf dem Dreirad durch die Gegend kurvst. Machst du dich lächerlich? Oder ist es dir im Endeffekt egal? Sind dir deine Nachbarn nicht vielleicht völlig gleichgültig? Fühlst du dich bedrückt oder befreit? Diese Übung erweitert deinen Horizont und befreit dich mit der Zeit immer mehr aus der einengenden Klammer der gesellschaftlichen Konditionierungen, die man dir aufgeprägt hat. Sie ist inhaltlich verwandt mit der modernen Bewusstseinstechnik NLP (neurolinguistisches Programmieren), in der du lernst, dich mit ungewohnten Botschaften zu befassen, dein Unterbewusstsein damit zu prägen und es dadurch aktiv in deinem Sinn veränderst. Hinweis: Das hier Genannte ist natürlich ein Gedankenexperiment. Du musst nicht alles in die Praxis umsetzen, was du dir mit der Frage „Was wäre, wenn?“ vorstellen kannst. Doch allein die lebendige Vorstellung von etwas, was du bisher nicht für möglich gehalten hast, hebt dich auf einen anderen Level der Lebenskompetenz.

Im Praxis-Teil im Kapitel „Meditation in der Praxis“ und im Mitgliederbereich findest du weitere Übungen dazu.

Wenn du diese drei Fallen erkannt hast – Ablenkung, Identifikation mit den Gedanken und gesellschaftliche Konditionierung – und sie abstellst, bist du in der Lage, in die Intuition zu kommen und deinen Weg in die Meditation zu finden. Diese drei Fallen sind ständig und überall anzutreffen, denn sie gehören zu deinem Denkprozess, den du mit dir herumträgst, wo auch immer du gerade bist. Die drei Fallen sind sozusagen dein Weggepäck. Du kannst sie (leider) nicht einmal beseitigen und bist dann dein Leben lang befreit von ihnen, sondern du wirst dich immer wieder mit ihnen konfrontieren müssen. Auch den größten Meistern der Meditation ging und geht es so, dass sie immer mal wieder abgelenkt werden können, sich mit ihren Gedanken identifizieren oder ein Muster gesellschaftlicher Konditionierung doch nicht durchschauen. Deshalb sagte Buddha auch: „Nicht außerhalb, nur in sich selbst soll man den Frieden suchen. Wer die innere Stille gefunden hat, der greift nach nichts, und er verwirft auch nichts." Der Meister der Meditation wollte damit sagen, dass der Endzustand der Meditation tatsächlich ein reines, bedürfnisloses Glück ist. Aber er wusste auch ganz genau, dass die meisten Menschen (und auch er selbst zeitweise) noch gar nicht in diesem Endzustand angelangt sind, weil im Alltag zu viel Ablenkung, die Identifikation mit dem Denken oder das Aufschieben vom Wesentlichen passiert. Jeder muss es daher üben, sich immer wieder mit diesen Verstandesfallen auseinanderzusetzen, die das Bewusstsein im Hier und Jetzt unmöglich machen. Doch die gute Nachricht ist, dass es dir mit der Zeit immer leichter fallen wird. Wie ein Sportler, der trainiert, wirst du immer geübter darin, diese Technik anzuwenden. Du wirst stark werden in deiner Fertigkeit, ins Hier und Jetzt zu kommen, um wahrhaft „anzukommen". Denn nur im achtsamen Erleben des Moments ist das möglich.

DER ZWEITE SCHLÜSSEL ERFOLGREICHER MEDITATION: GLAUBENSSÄTZE VERSTEHEN UND UMKEHREN

Wir sind, was wir denken. Die Kraft unseres Bewusstseins reicht aus, um die Materie zu beeinflussen und Erwünschtes zu manifestieren. Doch manifestieren wir tatsächlich, was wir wollen, oder ziehen wir unterbewusst an, was wir nicht wollen? Gedankenkontrolle ist der erste Schritt zum seelischen Frieden und zur Macht über das eigene Leben, und sie tut Not. Zahlreiche Studien im Internet haben ergeben, dass wir täglich rund 50.000 Gedanken haben – doch die meisten sind weder aufbauend noch sind sie überhaupt wahr. Mit den unwahren Gedanken plagen wir uns häufig herum; am schlimmsten ist es, wenn sie uns durch ihre Negativ-Botschaft am Glück und Erfolg hindern. Die häufigste Form von unwahren Gedanken, die wir als hinderlichen Ballast mit uns herumschleppen, sind Glaubenssätze. Glaubenssätze sind Annahmen über uns und unser Verhältnis zu anderen Menschen, die unwahr oder zumindest nur begrenzt wahr sind und die uns das Leben schwer machen. Diese Glaubenssätze zu erkennen und umzuschreiben ist eine große Aufgabe – doch erst, wenn wir uns ihr stellen, öffnen wir den Weg zur Meditation …

DIE MACHT DER GLAUBENSSÄTZE: WIE DAS UNTERBEWUSSTSEIN DAS STEUER ÜBERNIMMT

„Humor ist gesunder Menschenverstand, der tanzt."
– Aus England

Das Unterbewusste übernimmt das Steuer – das heißt, dein Verstand schaltet auf „Autopilot" und das Verdrängte ergreift die Lenkung. Doch wie erkennst du denn überhaupt, ob etwas unterbewusst ist? Das Unterbewusste ist dir ja laut Definition *unbewusst*, also kannst du es gar nicht bewusst wissen. Kompliziert, oder? Es gibt dennoch Hinweise, wie das Unterbewusste mit dir kommuniziert und im Außen in Erscheinung treten kann. Als Sigmund Freud erklären sollte, wie das Unterbewusstsein wirkt, sagte er: durch Witze, Versprecher, unbewusste Handlungen und Verdrängungen von Angst. Das kennst du alles schon: Du lachst über einen Witz, weil er eine unterbewusste Tatsache ausspricht, du versprichst dich, indem du etwas sagst, was nicht so gemeint war (aber es im Grund doch ist), du fährst lieber im Kreis herum, weil du Angst hast, den direkten Weg zu gehen. All das sind bekannte Wirkweisen des menschlichen Unterbewussten und wie es seinen Ausdruck im Alltag findet. Nach dem Pionier Freud hat der irische Theologe und Schriftsteller Joseph Murphy (1898 bis 1981) sich mit der Wirkweise des Unterbewussten beschäftigt. Dieser sehr inspirierende Autor, der weltweit Hunderttausenden von Menschen geholfen hat, hat in seinen eigenen Forschungen bestätigt, dass das Unterbewusste die wahre Schaltzentrale unseres Lebens ist. Sein Buch „Die Kraft Ihres Unterbewusstseins" von 1962 ist damit zum modernen Klassiker der Psychologie geworden und ich empfehle dir, es zu lesen oder dir die Hörbuchversion anzuhören. Wenn wir nun von den Glaubenssätzen sprechen, haben wir es auch mit dieser enormen Macht des menschlichen Unterbewusstseins zu tun, und zwar in der Kategorie: Verdrängung von Angst. Wenn du Angst hast, versuchst du, eine Situation oder einen Menschen zu vermeiden, doch nicht immer ist das möglich, und du suchst Ausreden und Auswege. Der Effekt ist, dass du mit der Zeit ein kompliziertes Bild davon entwickelst, wie du funktionierst und wie die Welt (angeblich) funktioniert, unter der Bedingung, dass du dich deiner Angst nicht stellen musst.

Ein ganz einfaches Beispiel soll dir das das Wirken von unbewussten Glaubenssätzen im Alltag illustrieren. Du bist vielleicht in einer Familie aufgewachsen, in der das Geld immer knapp war. Warum auch immer – vielleicht haben deine Eltern nicht gut verdient oder sie haben gut verdient, aber schlecht gewirtschaftet, und du hast als Kind die Botschaft mitbekommen „Geld ist immer knapp“ oder auch „Geld ist schwer zu erwerben“. Wenn du erwachsen bist, wirst du höchstwahrscheinlich Schwierigkeiten haben, einen gut bezahlten Job zu finden, oder du verdienst vielleicht ganz gut, gehörst aber zu den Leuten, denen das Geld durch die Finger rinnt. Du hast von deinen Eltern gelernt, wie man mit Geld umgeht und welche Einstellung man zu Geld haben soll, und das schadet dir, weil es negative Botschaften waren und ein schlechtes Vorbild. So weit ist das, was du gelernt hast, noch „Lernen am Modell“, so wie du auch anderes gelernt hast. Es handelt sich bei deinem Umgang mit Geld also um das Nachahmen von Vorbildern, das du ständig praktizierst. Doch was hat das Lernen von Glaubenssätzen hier mit Angst zu tun? Du tust doch nur das, was deine Eltern getan haben, oder?

Im vorliegenden Beispiel hatten bereits deine Eltern Angst, denn sonst wären sie besser mit ihrem Geld umgegangen. Sie hatten Angst, sich fortzubilden, Angst, Geld vernünftig anzulegen, Angst, einmal über den eigenen Schatten zu springen und ein kleines Risiko einzugehen, Angst, nach einem guten Rat oder einem besseren Job zu fragen, Angst vielleicht auch, aus der Familie herauszustechen und einen anderen Weg einzuschlagen. Auf jeden Fall war ihr Umgang mit Geld von Angst geprägt und das hast du gelernt. Und wenn du jetzt als

Erwachsener den Glaubenssatz mit dir herumträgst, dass Geld angeblich immer knapp und schwer zu erwerben sei, verengt sich deine Außenwelt und wird dir Knappheit und Mühsal widerspiegeln, denn Gedanken sind schöpferisch und manifestieren sich. Du glaubst, Geld sei schwer zu erwerben oder vielleicht sogar gar nichts für dich, und du wirst wie durch Zauberhand unsichtbar für die reichen Leute, die dir eine tolle berufliche Gelegenheit anbieten würden, du lernst niemanden kennen, der dich für ein lukratives Geschäft begeistern würde, du verlierst vielleicht wirklich deine Stelle und du kaufst dir diesen speziellen Lottoschein nicht (der dann später gewinnt), kurz, das wichtige Thema Geld wird völlig im Nebel verschwinden für dich. Woher kommt es aber eigentlich, dass du an etwas so Negativem und Folgenschweren festhältst wie einem Glaubenssatz? Aus Angst. Angst hat dich deinen Glaubenssatz gelehrt, Angst hält dich in deinem Glaubenssatz gefangen, Angst sorgt dafür, dass du deinen Glaubenssatz auch nicht aufgibst. Diese Angst stammt aus dem Unterbewusstsein, wo alle Ängste, Zwänge und verdrängten Gefühle lauern und uns das tägliche Leben schwermachen. Also hat mit der Herrschaft des Glaubenssatzes, der für dich ja schöpferisch ist, auch zugleich dein eigenes Unterbewusstes die Herrschaft übernommen. Und das ist fatal, denn dein Unterbewusstsein ist ein schlechter Herrscher, wenn es falsche Ideen und negative Emotionen in sich aufgespeichert hat und diese schöpferisch verwirklicht.

ERKENNEN, WAS (NICHT) IST: GLAUBENSSÄTZE IDENTIFIZIEREN

„Die größte und einzige Aufgabe ist es, glücklich zu leben."
– Voltaire

Wenn dein Ego die Herrschaft übernimmt, hältst du dessen Glaubenssätze für die Realität. Wenn dein Ego dir zum Beispiel einflüstert „Ich bin nicht schön, ich bin zu klein, zu dick", dann wirst du das für die Realität halten, obwohl dich viele Menschen schön finden und ganz anders sehen. So geht es in der Tat einigen von uns. Doch das Problem ist, wenn du so eins mit deinem Ego bist, dass du dessen Lügen nicht durchschaust, wirst du nie eine andere Erfahrung machen können. Wenn du also total davon überzeugt bist, dass du hässlich bist, wirst du auch niemandem glauben, der dich für schön hält. Dieses Thema kennen Tausende von Frauen und auch Männer – die deutsche Sängerin Hildegard Knef (1925 bis 2002) hat sogar ein Lied darüber gemacht, mit dem vielsagenden Titel „Sie sah nach gar nichts aus". Das ist die traurige Geschichte eines Mädchens, dem von klein auf gesagt wurde, es sei nicht schön. Das Mädchen glaubte diese Botschaft und blieb als Erwachsene sehr schüchtern und gehemmt, denn es hatte den Glaubenssatz verinnerlich „Ich sehe nach gar nichts aus". Erst als ein Mann sich in das Mädchen verliebt und ihm sagt, es sei wunderschön, wenn es lacht, taut es ein wenig auf und geht auf ihn zu. Aber dann kommt dieser Glaubenssatz mit Wucht zurück und es stößt den Mann von sich fort, denn – es ist doch selbst ganz überzeugt davon, dass es nach gar nichts aussieht.

Die Moral von der Geschichte ist, dass das unglückliche Mädchen lieber allein bleibt, es bestätigt somit seinen Glaubenssatz, dass es nach gar nichts aussieht und keiner sich für es interessiert, als dass es der Liebe eine Chance gibt. So bitter das auch klingt, aber diese Moral von der Geschichte kommt nicht nur in Hildegard Knefs traurigem Lied vor, sondern im realen Leben von vielen Menschen: Sie haben einen Glaubenssatz über sich selbst (gewöhnlich einen negativen) und dann biegen und brechen sie die Wirklichkeit so, dass sie zu ihrem Glaubenssatz passt. Sie nehmen nur noch das wahr, was zu ihrem Glaubenssatz passt, das heißt, ihre ganze Wahrnehmung verändert und verengt sich wie ein Filter und lässt nur noch das durch, was dem Glaubenssatz entspricht. (Wenn der Glaubenssatz lautet, „Ich bin nicht schön", fällt es dir schwer, ein ernst gemeintes Kompliment anzunehmen). Das heißt, nicht die realen Erfahrungen im Leben prägen die Glaubenssätze, die wir uns machen, sondern umgekehrt, die Glaubenssätze prägen den Ausschnitt an Erfahrung, die wir zu machen uns gerade noch erlauben. Wir bewegen uns also im Glaubenssatz-Gefängnis wie ein Tiger in einem Käfig. Und dazu kommt noch, dass die meisten Glaubenssätze gar nicht von uns selbst stammen, sondern von anderen Menschen! Andere Menschen – in unserem Kopf – hindern uns daran, bessere und positive Erfahrungen zu machen. Ist das nicht absurd? Deshalb schreiben moderne Autoren der Psychologie wie Michael Repkowsky vehement dagegen an, dass andere Leute uns beeinflussen. Viele Menschen verhindern geradezu, dass sie statt schlechter auch mal positive Erfahrungen machen, wenn sie ganz auf negative Glaubenssätze eingestellt sind, die ihnen ihre Eltern, Lehrer, Ausbilder, Medien eingetrichtert haben. Am Ende ist es ihnen sogar wichtiger, dass der Glaubenssatz bestätigt wird, als dass ihr Leben sich verbessert. Also muss der Glaubenssatz das letzte Wort haben – nicht die Vielfalt des Lebens. Deshalb heißt es ja auch sinnigerweise „Glaubenssatz": Für manche Menschen heutzutage ist der Glaubenssatz ihres Egos tatsächlich wie ein Evangelium. Sie glauben vielleicht nicht mehr an Gott und den Teufel, sie gehen in keine Kirche und akzeptieren keinen Priester, aber sie glauben felsenfest an den Unsinn, den ihr Ego ihnen vorsagt.

GLAUBENSSÄTZE HINTERFRAGEN UND PRAKTISCHE NEUE ERFAHRUNGEN SAMMELN

„Ich wünsche dir, dass du viele Wege gehst, aber nur einer Richtung folgst: deiner inneren Bestimmung, deinem Glück."

– Georg Lehmacher

Glaubenssätze sind Spiegel unseres Egos: Sie zeigen dir, wo du gerade stehst und was du als Wirklichkeit akzeptierst. Die wahre Wirklichkeit ist aber nicht identisch mit dem Filter deines Egos, sondern viel, viel größer (und wahrscheinlich von der Qualität her auch viel positiver, wenn du gerade negative Glaubenssätze als Filter verwendest). Du hast den Unterschied zwischen Ego und Sein schon kennengelernt – erinnerst du dich an Goethes Spruch von den „zwei Seelen in meiner Brust" und dem Ziel der Meditation? Ziel der Meditation ist es, das laute Ego mit seinen Ängsten und Ablenkungen still werden zu lassen und in die Intuition, die Bewusstheit und damit das wahre Sein zu kommen. Da deine Glaubenssätze nur Spiegel des Egos sind und daher trügerisch und nicht im wahren Sein verankert, halten sie einer tiefgehenden Meditation nicht stand – sie werden aufgelöst wie Wassertropfen durch die durchdringende Sonne. Schon vor der Meditation kannst du begreifen, dass Glaubenssätze von ihrem Wesen her flüchtig und nicht in Stein gemeißelt sind, auch wenn es dir so vorkommen mag. Das Praktische an Glaubenssätzen ist, dass du sie umschreiben kannst, und wie das funktioniert, zeige ich dir im Folgenden. Der kreative Umgang mit Glaubenssätzen umfasst in der Regel vier Schritte. Erstens, erkennen, was überhaupt ein Glaubenssatz ist. Zweitens, den Glaubenssatz zu hinterfragen. Drittens, den Glaubenssatz zu reformulieren (umzuschreiben). Viertens, neue Erfahrungen damit verknüpfen. Ich zeige dir jetzt anhand eines einfachen Beispiels, wie du das machen kannst.

Im folgenden Beispiel geht es um eine Alltags-Situation aus dem Beruf, die wir (fast) alle kennen. Wir wollen um eine Gehaltserhöhung bitten und spielen in Gedanken das ganze Szenario durch: wie wir zum Chef gehen, welche Argumente wir vorbringen … und dann überkommt uns die Angst, dass er Nein sagt. Diese Angst hemmt uns sehr und zuletzt wagen wir es gar nicht mehr, ihn zu fragen, da unsere Angst uns gleichsam schon die schlechten Ergebnisse diktiert, bevor wir überhaupt in die Handlung kommen. Das ist ein typischer Teufelskreis des Egos, das mit seinen Ängsten und Ablenkungen die Oberhand gewonnen hat und dir nun mit negativen Glaubenssätzen weismachen will, dass es unbedingt recht habe und das Scheitern vorprogrammiert sei. Wenn du solche Situationen kennst, weißt du auch, dass sie von negativen Glaubenssätzen durchdrungen sind, die dich entmutigen und dir im Vornherein schon den fatalen Eindruck vermitteln, alles sei sinnlos. Wie du solchen Gedankenmustern auf den Grund gehst und sie positiv umschreiben kannst, damit sich dein Leben öffnen kann für bessere Erfahrungen, siehst du jetzt.

Übungen, um Glaubenssätze umzukehren

Vorübung: Fange mit einer kurzen Körpereinfühlung an. Dazu versuchst du, deinen Körper bewusst von Kopf bis Fuß zu spüren. Suche dir danach einen Fokuspunkt in deinem Körper, z. B. die Atmung, den Herzschlag in der Brust, und versuche, dich auf diesen Punkt zu fokussieren. Wann immer ein Gedanke aufkommt, mache Folgendes: Stelle einfach nur fest, dass ein Gedanke da ist, und kehre – ohne dich selbst zu verurteilen – zu deinem Fokuspunkt zurück. Mache diese Vorübung für drei bis fünf Minuten. Danach gehst du folgendermaßen vor: Wann immer ein Gedanke aufkommt, stelle fest, dass ein Gedanke aufgekommen ist, und frage dich: „Ist das ein Traum oder Realität?“, so wie in der Geschichte vom Bauer, der träumte, er sei ein König. Wenn du etwa den Gedanken hast, dass du auf der Arbeit nicht einfach so deinen Chef nach einer Gehaltserhöhung fragen kannst, weil er dich sonst vielleicht zur Schnecke macht, schau dir diesen Sachverhalt in Bezug auf die Frage „Ist das ein Traum oder Realität?" an. Die Antwort darauf ist logischerweise: Es ist ein Traum. Mache dir das bewusst: Es ist ein Traum, weil ich jetzt gerade hier in meinem Zimmer sitze und mein Chef gar nicht hier ist. Es ist einfach nur ein Gedanke in meinem Kopf, der mir Angst macht. Frage dich als nächsten Schritt zur Umkehr von Glaubenssätzen: „Was ist die Wahrheit?" Die Wahrheit in Bezug auf das Obige etwa ist, dass du es nicht wissen kannst … Es kann sein, dass dein Chef negativ auf dich reagiert, es kann aber auch sein, dass er zusagt. Es kann also tatsächlich passieren, dass das Gefürchtete eintritt und er dich zur Schnecke macht, es kann aber auch sein, dass er dich sogar für meinen Mut schätzt. Fakt ist, du weißt es nicht, denn das, was dir dein Kopf sagt, muss nicht zwangsläufig wahr sein. Es folgt der letzte Schritt zur Umkehr von Glaubenssätzen: Frage dich: „Was könnte ich stattdessen denken?" Diese Frage ergibt insofern Sinn, als dass du dir vorher anschaulich selbst dargelegt hast, dass es sich bei deinen Zweifeln lediglich um einen Gedanken in deinen Kopf gehandelt hat, nicht aber um die Wahrheit. Deswegen ist es sinnvoll, dir stattdessen einen eigenen Gedanken auszudenken, den du glauben möchtest.

Frage dich also, was du stattdessen denken könntest, z. B. kannst du folgende Aussagen für dich selbst treffen: Ich bin selbstbewusst, ich kann einfach so auf andere/meinen Chef zugehen, ich habe nichts zu verlieren, und so weiter.

Tipp: Wende diese Technik immer dann an, wenn du dich in einer schwierigen Situation befindest, die du gerade vergeblich oder zu verkrampft versuchst, mit deinem Verstand zu lösen, beziehungsweise wenn du gerade merkst, dass du in einer bestimmten Situation mangelndes Selbstvertrauen oder ein negatives Selbstbild hast. Schau dir in diesem Zusammenhang unbedingt auch die 5-Tages-Challenge „Meister der Gedanken" im geschützen Mitgliederbereich an. meister-der-gedanken.de/member

Passwort für den Zugang: **freiheit**

Hinweis: Dieses Beispiel vom negativen Glaubenssatz in Bezug auf die Gehaltserhöhung, die dir dein Chef vielleicht nicht geben will, ist nur eins von vielen, die du im Alltag entdecken und mit denen du die Technik des Umschreibens üben kannst. Du kannst die hier gezeigte Technik, negative Glaubenssätze in positive zu verwandeln, auf jede beliebige falsche Annahme anwenden, die dich daran hindert, erfolgreich und glücklich zu werden. Zum Beispiel auf die Annahme, du könntest keinen Partner finden, weil die besten schon verheiratet sind, oder was auch immer sich an falschen Annahmen in deinem Denken festgesetzt hat. Wichtig ist nur, dass du diese Methode einmal verstehst und sie richtig erlernt hast, damit du sie auf alle anderen Glaubenssätze anwenden kannst und zuletzt zum Könner in dieser Technik wirst. Es ist mit dem Umschreiben von Glaubenssätzen wie mit dem Klavierspielen: Man muss die Technik erst einmal richtig verstehen, um später spielerisch improvisieren zu können.

DER DRITTE SCHLÜSSEL ERFOLGREICHER MEDITATION: ZURÜCK IN DIE INTUITION

Meditation kann als ein Weg zurück in die Intuition verstanden werden und erfolgreiche Intuition bedeutet daher, die Intuition richtig verstehen und sich ihr anzunähern. Unter „Intuition" verstehen wir den lebendigen Gegensatz zum Verstand, zur wachbewussten Ratio, die in unserem modernen Alltag die Oberhand hat. Intuition ist gleichsam die Sprache des Unterbewussten, also die Ahnung, die schon in uns schlummert, oder die Verbundenheit mit allem, was ist. Diese Intuition ist verschüttet, doch erreichbar. Der Körper ist unsere manifestierte Intuition, unser verkörpertes Unterbewusstsein und gleichsam unser materieller Beweis für das geistige Leben. Über den Umgang mit unserem Körper können wir daher mit der Intuition in Verbindung kommen, und so öffnet sich der Zugang zu einem noch größeren Zusammenhalt, dem Verbunden-Sein mit allem, was ist.

WAS IST INTUITION? ANNAHMEN ÜBER EINEN STEIGBÜGELHELFER ZUM PERSÖNLICHEN GLÜCK

„Möge bei allem, was du tust, neben deinen Händen auch dein Herz beteiligt sein."

– aus Irland

Hände und Herz, das heißt praktische Tätigkeit und Wille/Absicht, gehören untrennbar zusammen – das ist eine alte Erkenntnis über den Menschen, die aus Irland stammt, aber überall auf der Welt anzutreffen ist. Es erschließt sich dir intuitiv, dass ein Mensch so handeln sollte, wie er spricht, dass seine Gedanken und Worte ihren Ausdruck in seinen Handlungen finden sollten. Intuitiv verstehst du, dass das richtig ist. Doch was bedeutet eigentlich „intuitiv“ oder „Intuition“? Du hast den Begriff der Intuition nun schon oft von mir gehört und ich schulde dir eine genaue Erklärung, was das eigentlich ist, denn es ist ein Zentralbegriff der Meditation. Intuition ist das Gegenstück zum wachbewussten Verstand und zum Denken als Verstandesprozess und kann insofern als Ergänzung zum Denken verstanden werden. Auf Latein bedeutet „intuitio“ ungefähr so viel wie „unmittelbare Anschauung“, also das, was sich direkt dem Verständnis erschließt ohne Grübeln. Geschichtlich betrachtet ist die Intuition wahrscheinlich viel älter als der Verstand; in der Entwicklung der Menschheit war zuerst intuitives Verstehen (Erkennen durch direkte Anschauung) die Regel der Orientierung zwischen Mensch und Umwelt. Erst später in der Frühgeschichte wurde der Verstand zur Regel der Orientierung und mit dem Verstand die Sprache, die Schrift und andere Kunstformen. Man könnte die Intuition also auch als unsere Ur-Intelligenz bezeichnen, die tief verborgen in uns schlummert und im Grund nur darauf wartet, von uns erweckt zu werden. Der Vater der Psychoanalyse, Sigmund Freud, hätte die Intuition sicher als eine Wirkung des Unterbewussten verstanden, das in jedem Menschen lebt und einen Großteil des Bewusstseins ausmacht – über neunzig Prozent!

Denke einmal über dieses Verhältnis nach, von dem Freud spricht: neunzig Prozent deines Geistes sind unterbewusst, nur zehn Prozent bewusst. Das ist eine enorme Ungleichverteilung, die sich natürlich in deinen täglichen Denkprozessen auswirken muss. Freud selbst hatte hier das sogenannte Eisbergmodell entwickelt, das in der Psychologie berühmt wurde: Wie ein Eisberg nur zu zehn Prozent über der Wasseroberfläche herausragt und neunzig Prozent unter der Wasseroberfläche sind, so ist das menschliche Unterbewusste der größte und gefährlichste, unsichtbare Teil deines Geistes. Wenn du das Unterbewusste nicht beachtest, geht es dir vielleicht wie dem

Kapitän der Titanic, der auch dachte, er könnte den Eisberg umschiffen – und nicht bedachte, wie viel von diesem Berg unsichtbar unter der Wasseroberfläche lag … Das Unsichtbare, gleich das Unterbewusste, ist es, was dein „Lebensschiff" (das hoffentlich keine Titanic ist) erfolgreich macht – oder eben nicht. Deshalb ist die Macht des Unterbewussten mit seiner Intuition auch so groß, weil der Verstand selbst als oberste Bewusstseinsschicht nur zehn Prozent in der Relation ausmacht. Wie machtvoll könnte ein Mensch also sein, wenn er beides nutzt, Verstand und Intuition? (Übrigens sind solche alten Märchen wie das von „Dornröschen" eine Veranschaulichung der Verhältnisse zwischen Verstand und Intuition – wer darin etwa nur eine bizarre Liebesgeschichte sieht, irrt sich! Es geht in dieser vermeintlichen Romanze nicht darum, dass der Prinz das schlafende Dornröschen wachküsst und sie glücklich werden bis ans Lebensende, sondern darum, dass jeder Mensch unabhängig von seinem Geschlecht die schlafende Intuition erweckt. Grimms Märchen waren ursprünglich auch keine Unterhaltung für Kinder, sondern wurden für Erwachsene geschrieben.) Aufgrund der Machtfülle, die der Mensch erhalten kann, wenn er seine Intuition voll nutzt, haben sich Systeme etabliert, die den Zugang zur Intuition öffnen. Eins dieser Systeme – und ich finde, das wirkungsvollste – ist die Meditation.

INTUITION ALS RÜCKVERBINDUNG ZUM SEIN

„Jedes Mal, wenn du dich aufrichtig freust, schöpfst du Nahrung für den Geist."
– Ralph Waldo Emerson

Wir leben heute in einer Welt und einer Zeit, in der vielen Menschen die Rückverbindung zum Sein fehlt. Man sagt dann auf denglisch oder neudeutsch „disconnected sein", das heißt so viel wie „abgekoppelt sein" – abgekoppelt vom Sein.

Abgekoppelt vom Sein fühlen wir uns, wenn wir mit all den Prozessen in unserer Umwelt nicht mehr im Einklang sind, und das kommt daher, dass wir ursächlich zu viel im Verstand leben und zu wenig in der Intuition. Du kennst das selbst, wenn du den ganzen Tag über Vergangenes oder Zukünftiges nachdenkst (Was denkt mein Chef über mich? Wie hätte ich dieser frechen Kollegin antworten sollen?) und abends so aufgedreht bist, dass du nicht einschlafen kannst. Diese Gedanken nimmst du dann mit in den Halbschlaf, später in den Traum. Das ist alles eine Folge von „zu viel im Kopf leben" statt in der Intuition. Die Intuition ist ein Spiegel unserer ständigen und starken Verbundenheit mit allem, was ist, mit dem wahren Sein. Deshalb heißt Intuition auch „direkte Anschauung", denn dieses Verbundenheitsgefühl mit allem erschließt sich nicht durch die Ratio, den Verstand, sondern durch das unmittelbare Erfahren, zum Beispiel bei einem Spaziergang in der Natur. Alles ist mit allem verbunden, die Pflanze mit dem Boden, aus dem sie wächst und dem Regen, der sie gießt, der Schmetterling ist mit der Pflanze verbunden, die er bestäubt, die Blüte mit der Sonne, zu der sie sich hin öffnet. Auch wir Menschen haben intuitiv eine Verbindung zueinander – deshalb spürst du ja auch mit großer Sicherheit, wenn du in deinem inneren Gleichgewicht bist, ob ein anderer Mensch gut zu dir passt oder nicht – und du hast eine eigene Verbindung zum Sein selbst, zum Ursprung. Im Grund sind wir ein winzig kleiner Teil eines perfekt aufeinander abgestimmten Systems, das schon in Ordnung ist ohne unser Eingreifen, und nur, wenn wir uns selbst davon abgekoppelt haben, spüren wir die Rückverbindung zum Sein nicht mehr und glauben fieberhaft, alles im Außen in Ordnung bringen zu müssen. Aus dieser Fehlhaltung heraus (keine Rückverbindung zum Ursprung zu haben) entstehen Stress und Hektik, unberechtigte Sorgen und Ängste und das ständige Geplapper der Gedanken in dir – also das ganze Gepäck des postmodernen Menschen, das er bis zum Burn-out mit sich herumträgt.

Vielen Menschen fällt die Rückverbindung zum Sein leicht, wenn es ihnen gerade gut geht. Das ist eine Binsenweisheit, eine banale Alltagserfahrung, doch es ist so. Wenn es dir gut geht, kommst du schnell in die Intuition und kannst auch gut meditieren. Warum? Dein „innerer Schreibtisch“ ist halbwegs aufgeräumt, du hast ein paar Probleme bewältigt und kommst viel leichter an die Themen heran, die dich beschäftigen. Oder wie es der interessante Philosoph Ralph Waldo Emerson (1803 bis 1882) sagte, den ich am Anfang zitiert habe: Dein Geist hat durch Freude viel Nahrung bekommen, ist also satt und wohlgemut. Mit einem derart befriedigten Geist kannst du natürlich viel anfangen, auch in der Meditation, denn er folgt willig deinen Eingebungen! Doch wenn es dir schlecht geht, ist es mit der Meditation auch schwierig und der Zugang zu deiner Intuition ist wie blockiert – ganz besonders in Lebenskrisen fällt es dir fast unendlich schwer. Alles in dir sträubt sich dagegen: Das darf nicht sein! Umso schlimmer wird es. Mir ist es auch so gegangen, dass ich manches in meinem Leben einfach nicht akzeptieren wollte. Zum Beispiel wurde ich verlassen, meine Freundin – damals dachte ich, die Liebe meines Lebens – hatte Schluss mit mir gemacht und für mich brach die Welt zusammen. Ich haderte mit der ganzen Welt, mit ihr natürlich, mit den Frauen, mit meinem Leben, ja ich verhandelte auch mit dem Universum, ich fragte, warum mir das passiert? Heute, Jahre später, kann ich erkennen, wie viel Gutes diese Trennung für mich gebracht hat: Ich habe jetzt mehrere Unternehmen, bereise die Welt und habe schon über 1.200 Coaching-Kunden helfen können. Dahin wäre ich mit dem Bewusstsein, das ich zu Zeiten meiner vermeintlich glücklichen Beziehung noch hatte, gar nicht gekommen. Die Trennung war also im Grund ein Glück für mich, auch wenn ich es damals ganz und gar nicht so gesehen habe. Es ist nicht nur meine Erkenntnis, sondern eine allgemeine Erfahrung, dass das Leben manchmal Geschenke in Form von Krisen verpackt. Die Wahrheit ist, du weißt oft nicht, ob etwas gut oder schlecht für dich ist, wenn du es nur aus deiner subjektiven Sicht heraus betrachtest. Deshalb sagt Buddha ja auch, dass Krisen zur Entwicklung und sogar zum Erwachen gehören: „Jedes Leben hat sein Maß an Leid. Manchmal bewirkt eben dieses unser Erwachen.“ Der Begriff „Buddha“ meint ja „der Erwachte, der Erleuchtete“ und wenn dieser Meister der Meditation sagt, Krisen gehören zum Erwachen, wird dir klar, welche Bedeutung sie haben. Sie sind nämlich nicht der Störfaktor, der dein Leben behindert (und den du so schnell wie möglich loswerden willst), sondern vielleicht der Anstoß zu deinem inneren Erwachen. Die Intuition erschließt dir oft neue Möglichkeiten, die du gar nicht für wahr gehalten hättest, wenn du das Krisenhafte gelassen beobachtest. Wenn du in Kontakt mit deiner Intuition bist, erkennst du in jedem Moment, dass dein Leben schon in Ordnung ist – und nicht erst in Ordnung gebracht werden muss. Und dass die ganzen Krisen und Probleme, die du heute als solche wahrnimmst, dazu gehören – und vielleicht einen tieferen Sinn haben, den du heute noch gar nicht wahrnimmst.

DER KÖRPER ALS MANIFESTIERTES UNTERBEWUSSTES

„Reich ist, wer ohne Schulden lebt – glücklich, wer ohne Krankheit ist.“
– Aus der Mongolei

Mit der Intuition in Verbindung kommen, geht am einfachsten über deinen Körper: hin spüren, was schon da ist. Leider können das die meisten von uns nicht mehr, denn wir haben das verlernt und in der Schule und im Elternhaus wird uns eher gezeigt, wie es nicht geht, wie man also den Körper und seine Wahrnehmungen unterdrückt. Die Kehrseite der Medaille ist, dass wir erst den Körper spüren, wenn er nicht mehr funktioniert, wenn er krank ist und uns anzeigt: Etwas ist nicht in Ordnung, bitte kümmere dich um mich. Diese Tatsache ist sogar Medizinern und Psychiatern bestens bekannt, denn die haben täglich damit zu tun, wie das menschliche Bewusstsein sich auf den Organismus auswirkt und umgekehrt, denn solange der Mensch lebt, ist er eine *Einheit*. Das ist keine esoterische Ansicht, sondern Fakt: Der ganze ICD-10 (das Klassifizierungshandbuch von Medizinern und Psychiatern) befasst sich mit der Wechselwirkung zwischen Geistseele und Körper und damit, wie die Geistseele Symptome ausbildet, die auch den Körper betreffen. „Die Seele sagt zum Körper: Geh du voran." Dieser alte Spruch – man weiß heute nicht mehr genau, wer ihn als Erster formuliert hat – zeigt uns den fundamentalen Zusammenhang von Körper und Seele an.

Der Körper ist gleichsam das manifestierte Unterbewusste, die verkörperte Seele. Deshalb gibt es in der Medizin ja auch die Bereiche der Psychosomatik, die diejenigen Krankheiten untersuchen und zu heilen versuchen, die aus dem Seelischen stammen, denn der Begriff „psycho-somatikos" aus dem Griechischen übersetzt bedeutet „von der Seele (psyche) in den Körper (soma) gekommen" und das trifft genau auf solche Beschwerden zu. Ich persönlich glaube, das Forschungsfeld der Psychosomatik wird in den kommenden Jahren noch gewaltig wachsen und uns viele neue Erkenntnisse über das Zusammenspiel zwischen unserem Körper und dem „Supercomputer" Geistseele eröffnen. Es wird sicher noch viele Nobelpreise auf diesem Gebiet geben, das für die Gesundheit der Menschen immer wichtiger wird. Doch bis es so weit ist, müssen wir mit den Erkenntnissen arbeiten, die wir bereits besitzen. Zum Glück sind diese schon zahlreich und auch der aktuelle, sicher noch ergänzungsfähige Erkenntnisstand bietet uns viele Einsichten. Der Körper ist an allen Prozessen, die wir als seelisch wahrnehmen, beteiligt. Du kennst das sicher auch, dass dir vor Freude das Herz schneller schlägt oder sich dir vor Angst der Magen zusammenkrampft oder dass du vor Wut die Faust ballst, wenngleich du natürlich keinen Angriff ausführst.

Der Grund ist, dass die Psyche all unsere Empfindungen registriert und Impulse ans Nervensystem aussendet, die mit der Verarbeitung dieser Empfindungen zu tun haben. Oft werden diese Impulse dann auch ins Motorische weitergeleitet. Sportwissenschaftlicher wissen, dass der Sportler, der gerade für einen Wettlauf trainiert, bereits alle Muskeln anspannt, als ob er gestartet wäre, bevor er das Startsignal hört. Unsere Seele ist dem Körper immer um einige Millisekunden voraus, doch der Körper gehorcht akkurat. Die Inhalte unseres Bewusstseins prägen nicht nur unsere Motorik, sondern unsere ganze Gesundheit, und gerade verdrängte Emotionen können sich in psychosomatischen Krankheiten ausdrücken. Man hat festgestellt, dass ein Mensch nicht unterscheiden kann zwischen der Wirklichkeit und seiner Vorstellung, dass also sein Unterbewusstsein treu und brav glaubt, was ihm das Bewusstsein diktiert, und dass der Körper dem Diktat zuletzt auch folgt. Die vielen Fälle von „Hysterie“, die Sigmund Freud seinerzeit untersuchte (Hysterie war die Modekrankheit des frühen 20. Jahrhunderts), waren im Prinzip genau solche Übereinstimmungen von eigenen unterbewussten Inhalten und dem Körper, der dem Unterbewussten brav folgte. So glaubte zum Beispiel eine ältere Frau, die zu Freud in die Sprechstunde kam, sie könne nicht mehr richtig gehen (es gab keine organische Ursache), und weil sie daran glaubte, hinkte sie tatsächlich. Eine andere Patientin, eine junge Dame, fing immer an zu stottern, wenn ein bestimmter Herr im Raum war, denn sie liebte ihn heimlich und verdrängte diese Tatsache, deshalb lieferte ihr Unterbewusstsein ihr in Form der plötzlichen Sprechhemmung durch den Körper recht deutliche Hinweise. Heute sagt man zu solchen Erscheinungen nicht mehr Hysterie, man spricht von psychosomatischen Erkrankungen, doch das ist im Grund dasselbe Phänomen: Die Seele gibt den Ton an, was der Körper manifestiert. Sofern wir überzeugt sind, etwas nicht zu können oder eine Schwäche zu haben, oder sofern verdrängte Emotionen die Oberhand bekommen und uns seelisch geradezu toxisch vergiften, zieht der Körper nach und entwickelt Krankheiten – nicht, um uns zu sabotieren, sondern, um uns aufzurütteln, damit wir uns dem zugrunde liegenden seelischen Problem widmen.

Wir können uns tatsächlich krank denken. Das bedeutet jedoch auch, dass wir uns entscheiden können, statt krankmachender Gedanken und Gefühle die Vorstellung von Gesundheit und Glück zu wählen. Hier liegt die große Chance für dich und deine Meditation. Erinnerst du dich noch an das Pendelexperiment und die enorme Kraft deines Geistes? Genau diese Kraft ist am Wirken, wenn es um die Simulation von Realsituationen durch die Geistseele geht: Der Körper (die Materie, das Pendel) folgt unbedingt dem Impuls aus dem Unterbewussten (dem Drehbefehl, der verinnerlichten Vorstellung). Wenn du einmal verstanden hast, wie dein Körper wirklich funktioniert, kannst du diese Erkenntnis zu deinem Glück nutzen und sie durch die Meditation immer weiter stärken.

LERNEN DURCH SCHLECHTE ERFAHRUNGEN: VON DER KRAFT UNERWARTETER EREIGNISSE UND WIE WIR DIESE NUTZEN

„Schöne Tage – nicht weinen, dass sie vergangen, sondern lächeln, dass sie gewesen."
– Rabindranath Tagore

Das Unerwartete gehört zu deinem Leben – sei es die freudige Überraschung oder der plötzliche Unfall, der dich aus der Bahn reißt, die Kette schöner Tage oder das Gegenteil deiner Glückssträhne. „Erstens kommt es anders und zweitens, als man denkt" ist ein Sponti-Spruch, den man überall hört. Dieser Spruch sagt dir etwas darüber aus, wie das Leben funktioniert – wenn es gerade nicht funktioniert. Religiöse Menschen kennen den Spruch: „Der Mensch denkt, Gott lenkt". Welchen Sinn das ergibt, will ich dir gleich sagen. Denn das Unerwartete gehört unverbrüchlich zu unserem Leben und keiner, auch kein Buddha oder sonstiger Meister der Meditation, kommt an der Tatsache vorbei, dass das Leben nicht so spielt, wie er es will. Das ist ein Problem, das sehr verbreitet ist: Viele, gerade viele „spirituelle" Menschen kommen zu mir und sagen: „Sebi, ich mache jeden Tag Meditation und dennoch ist mir gerade was passiert …“ Ich muss dann immer lächeln. Natürlich passiert dir irgendetwas Unerwartetes – egal, wie oft du Meditation machst! Das ist einfach das Leben. Manche glauben, durch ein fleißiges Befolgen von Meditationspraktiken könnten sie sich wie mit einem Schutzwall gegen das Leben selbst wappnen! Nein, so funktioniert das nicht. Das Unerwartete ist ein Bestandteil deines und jedes Menschen Lebens, durch Meditation erfassen wir den inneren Sinn. In der Meditation geht es nicht darum, das Leben zu zwingen – denn das kann schließlich keiner – sondern eher, mit den unerwarteten Zwischenfällen gelassen umzugehen. Es geht sogar darum, diesem Unerwarteten einen Sinn zu geben oder vielmehr, einen Sinn in ihm zu entdecken. So können sogar unerwartete negative Situationen zu einem Lehrmeister für dich werden – und sogar zu einem Glück.

Grundsätzlich ist es doch so, dass du mit dem Unerwarteten ganz gut umgehen kannst. Wenn dir unerwartet etwas Gutes geschieht, also zum Beispiel wenn dir der schöne Unbekannte an der Bushaltestelle zulächelt oder du einen Vierer im Lotto hast und endlich die Weltreise machen kannst, sagst du zum Leben bestimmt nicht: „Moment mal! Das war unerwartet. Alles wieder auf Anfang, ich will das nicht so schnell, ich muss noch mal darüber nachdenken, komme bitte später wieder auf mich zurück.“ Absurd, oder? So würdest du nie mit dem Leben hadern, wenn es dir unerwartet etwas schickt, was du sofort gebrauchen kannst. Wenn dir aber etwas Schlechtes begegnet, du bekommst den erwarteten Job nicht oder dein Chef faucht dich an, denkst du sofort, das Leben spielt verrückt und du kannst damit überhaupt nicht umgehen. Vielleicht erinnerst du dich noch an die beliebte Schauspielerin Calista Flockhart, die die Anwältin Ally McBeal in der gleichnamigen Serie spielte (1997 bis 2002). Ally war Single und immer auf der Suche nach Mister Right (das ist ein Thema für sich – wir können die Suche nach dem Traumpartner hier nur streifen!). Immer, wenn sie mal wieder ein verpatztes Date hatte, weil der Mann sie entweder versetzt hatte oder sich als Spinner, Playboy oder Frauenfeind entpuppte, richtete sie sich wieder auf. Als eine Freundin die unermüdliche Ally fragte, wie sie das macht, sagte sie ernsthaft: „Ich habe keine Dates. Ich habe Bewerbungsgespräche für Ehemänner.“ Das heißt, Ally sah die Männer, mit denen sie sich traf, ganz klar als „Kandidaten“ für die Rolle des Ehemanns, und wer das „Bewerbungsgespräch“ verpatzte, der kam eben nicht in die engere Wahl. Dahinter stand Ally McBeals eigene Philosophie: Misserfolge bringen mich dem Erfolg näher. Indem Misserfolge aussortieren, was nicht funktioniert, kommst du deinem Ziel näher. Das funktioniert ziemlich gut – nach dem Motto: Wieder ein Frosch, wunderbar, ich komme der Sache näher, denn nun wird die Chance auf einen Prinzen statistisch höher). Diese eigenwillige Philosophie ist nicht ganz einfach zu verstehen, doch sie ist intuitiv gesehen sehr klug. Wenn du jemanden triffst und er entpuppt sich gleich beim ersten Date als Pfeife – nun, ist es nicht besser, dass du es gleich erkennst und weitersuchst nach einem Besseren, als dass du Jahre in ihn investierst? Wenn du ein Haus suchst und der Makler erteilt dir eine Absage, empfindest du das als großes Unrecht, doch könnte es nicht sein, dass dir dadurch eine Blamage erspart bleibt, weil in deinem Wunschobjekt vielleicht der Boden durchkracht? Wenn du dich für einen neuen Job bewirbst und keine Zusage bekommst, weil dir ein Mitbewerber vorgezogen wird, fühlst du dich natürlich sehr enttäuscht – doch könnte es nicht sein, dass diese Enttäuschung notwendig war, damit du dich weiter bewirbst und der nächste Job viel besser bezahlt wird als der, den du ursprünglich wolltest?

Ich bin der Meinung, dass nichts im Leben ohne Grund und vor allem nicht ohne Sinn geschieht. Gerade im Unerwarteten, das dir so negativ erscheint, kann viel Gutes und Sinnvolles versteckt sein, wenn du die Zeit wirken lässt und die Denkimpulse aufnimmst, die dir diese Situation gibt. Nicht immer – oder fast nie – erschließt sich der Sinn einer unerwarteten Situation im ersten Moment, wenn wir noch verblüfft oder überrascht sind. Wenn mir zum Beispiel damals jemand gesagt hätte, deine Trennung von deiner großen Liebe ist etwas Gutes, hätte ich das niemals geglaubt und gesagt: „Mach mal schnell die Tür hinter dir zu, ich will das nicht hören." Heute weiß ich, die Trennung hat mir den Anstoß gegeben, mich selbst weiter zu entwickeln, als ich es in dieser Beziehung jemals getan hätte. So ist es mit vielem, was dir unerwartet passiert. Das Problem ist: Du weißt oft gar nicht, ob etwas ein Glück oder ein Unglück ist. Das ist eine Sache deiner Perspektive, die nur subjektiv ist und daher gar nicht erfassen kann, was objektiv ein Glück oder Unglück ist. Manchmal kommt das Glück in deinem Leben als Unglück maskiert und deine Tränen werden bald zu Freudentränen, weil es eine Fügung ist, die sich im Nachhinein als gut herausstellt. Deshalb sagt der Weisheitslehrer Dalai Lama (er ist 1935 geboren): „Denke daran, dass etwas, was du nicht bekommst, manchmal eine wunderbare Fügung des Schicksals sein kann." Das ist wirklich so. Meine Erfahrung und auch tiefste Überzeugung ist, dass das Leben will, dass du glücklich wirst. Es schiebt dich sanft in eine Richtung, die zu deiner inneren Bestimmung passt, und wenn du der folgst, wirst du von Glück zu Glück geführt, und das ist Erfolg. Viele unerwartete und schwierige Ereignisse häufen sich gerade dann, wenn du dem Zug des Lebens Widerstand entgegensetzt. Dann schließt du dich gleichsam selbst vom Leben aus und sagst: „Nein! Ich will selbst bestimmen, was für mich gut ist" – und da sind wir wieder bei der subjektiven Perspektive und ihren Tücken, denn du weißt doch selbst oft gar nicht, was gut für dich ist. Vom Leben kannst du dich zwar selbst ausschließen, indem du seinem natürlichen Fluss Widerstand entgegensetzt und deine Herausforderungen nicht annimmst, weil du sie jetzt im Moment überhaupt nicht verstehst. Doch du entfernst dich dadurch von deiner inneren Mitte, von deiner Intuition und deiner Chance auf Glück. Das Leben ist Bewusstheit und Bewusstheit ist alles. Wenn du im Einklang mit der Bewusstheit bist, erkennst du, dass alles schon geordnet ist und einen Sinn hat.

DER VIERTE SCHLÜSSEL ERFOLGREICHER INTUITION: EMOTIONALES GLEICHGEWICHT

Mit „Meditation“ wird oft direkt der Begriff „Erleuchtung“ verbunden. Erleuchtung, wie sie der Buddha und mancher andere große Meister hatte, ist jedoch die oberste Entwicklungsebene, nicht der Anfang. Um dorthin zu gelangen, ist neben Achtsamkeit, Bewusstheit, dem Abstellen von Ablenkung und dem Durchschauen von Glaubenssätzen noch etwas anderes wichtig: emotionales Gleichgewicht. Nur, wenn du emotional ausgeglichen bist, kannst du dich überhaupt spirituell entwickeln. Wer emotional unreif ist, stellt sein Meditationsgebäude gleichsam auf Treibsand, es wird immer wieder zusammenstürzen. Deshalb ist es unabdingbar, dass du dein Meditationsgebäude auf einen sicheren Grund stellst, auf stabile Emotionen. Wie es dir gelingt, ein emotionales Gleichgewicht zu finden – und zu behalten! – erkläre ich dir im Folgenden. Mit dieser Erläuterung zum emotionalen Gleichgewicht sind die Schlüssel zur erfolgreichen und Glück bewirkenden Meditation vollständig in deiner Hand.

VERBOTENE GEFÜHLE UND DIE MACHT DES VERNEINENS: WIE VERDRÄNGUNG ENTSTEHT UND WAS SIE AUSLÖST

„Du bist die Quelle all deiner Hindernisse. Mensch, hüte dich vor dir selbst, dann hast du wohl gehütet.“
– Meister Eckhart

Wenn du deine Verdrängungen erkennst und sie nach und nach auflösen kannst, hältst du einen Schlüssel zum erfolgreichen Leben in der Hand – und einen unerwarteten, frischen Zugang zur Meditation, der dich immer wieder neu in die Intuition bringt. Lasse uns zunächst nochmals auf den Begriff des Verdrängten eingehen, denn er wird jetzt wichtig. Es gibt einen Unterschied zwischen „vergessen" und „verdrängen", wie du schon gesehen hast. Vergessen ist ein natürlicher Prozess: Du vergisst täglich Dinge, Zahlen oder Personennamen, weil sie dir nicht wichtig erscheinen oder weil gerade etwas anderes deine Aufmerksamkeit fesselt. Das ist so weit noch ganz normal. Es gibt jedoch auch krankhaftes Vergessen – zum Beispiel, wenn eine Person an Demenz leidet und ihre Gehirnfunktion sich fortschreitend abbaut, sodass sie keinen Einfluss mehr darauf hat, was sie vergisst und was nicht. Doch beim gesunden Menschen ist das Vergessen auch willkürlich. Damit ist gemeint, das Erinnern und Vergessen *Willensakte* sind. Das mag dir neu erscheinen, denkst du doch vielleicht, Erinnern sei ein automatischer Prozess wie Atmen oder der Herzschlag, den du ja auch nicht willkürlich kontrollieren musst. Das stimmt jedoch nicht, denn Erinnern und Vergessen werden beim gesunden Menschen durch die Schranke des Willens geleitet und durch die Bewertung, ob eine Information wichtig ist oder nicht. Die moderne Erinnerungsforschung ist ein sehr komplizierter Teil der Psychologie und ich will sie dir hier nur ganz verkürzt wiedergeben, denn sie nimmt sonst viel zu viel Platz ein. Wenn du dich intensiver damit befassen willst, empfehle ich dir das aktuelle Werk von Fabian Wollschläger, der über „emotionale Intelligenz" und wie man sie erzielt, schreibt. Mit „emotionaler Intelligenz" ist bei Wollschläger der bewusste Umgang mit unseren Gefühlen gemeint – Bewusstheit mache unser Fühlen „intelligent". Ferner meint er, dass es wichtig sei, die Auseinandersetzung mit den Erinnerungen zu wagen, die spezifische Gefühle bei uns auslösen. Grundsätzlich entscheidest du dich immer willentlich, ob du eine Erinnerung behalten willst oder nicht, aufgrund deiner eigenen Entscheidung, ob diese Information und ihr Gefühlskontext für dich wertvoll sind oder nicht. Diese Entscheidung fällt in Millisekunden, deshalb ist sie dir nicht bewusst. Aber es ist (d)eine

Entscheidung.

WARUM DIE DAMPFKESSEL-THEORIE NICHT FUNKTIONIERT: DAS VERDRÄNGTE ICH SCHREIT UM HILFE

„Es ist aber Naturgesetz, dass das Herz nicht ruht, bis es ans Ziel seiner Wünsche gelangt ist."
– Francesco Petrarca

Du hast im Laufe deines Lebens mit Sicherheit gelernt, Gefühle zu verdrängen und sie wie einen Dampfkessel unter Kontrolle zu halten – solange, bis er platzt. Das Verdrängen deiner Gefühle fing schon im Kindergarten an, als du nett zu deiner Betreuerin sein musstest, obwohl du sie nicht leiden konntest. Es ging fröhlich weiter in der Schule, als du deinen Banknachbarn nicht mit Papierkügelchen beschießen durftest, obwohl er dich geärgert hatte; und als du als Jugendliche in den Schwarm der Schule verliebt war, durftest du es ihn auch nicht wissen lassen, denn der ging ja schon mit dem beliebtesten Mädchen der Klasse. Jetzt bist du erwachsen, hast einen Job, eine eigene Wohnung, vielleicht auch eine Beziehung, und in deinem Kopf spuken noch immer alle die Gedanken und Gefühle, die dir antrainiert wurden – du erinnerst dich, du wurdest „konditioniert". Moment mal, ich spreche von „Gedanken *und* Gefühlen". Das ist nicht ganz korrekt, denn als Erwachsene haben wir eine andere Technik entwickelt: Wir spüren unsere Gefühle nicht mehr so unmittelbar wie damals als Kind, sondern wir übersetzen sie gleichsam in Gedanken. Statt unsere echten Gefühle wahrzunehmen, gehen wir in den Kopf und lösen dort komplizierte Gedankenmuster, wiederholen immer wieder denselben Denkvorgang (Psychiater nennen das „Gedankenkreisen") und stellen uns immer schwierigere Situationen vor, die wir gar nicht mehr durchblicken. Unsere

Devise lautet: Gedanken *statt* Gefühle. All das tun wir eigentlich nur, um die zugrunde liegenden Gefühle nicht wahrzunehmen. Gedanken können also eine Verdrängung von Gefühlen sein. Diese Erkenntnis ist sehr wichtig, denn wenn du in dein emotionales Gleichgewicht kommen willst, musst du zunächst verstehen, was dich daran hindert: deine Gedanken, die sich noch vor deine wahren Gefühle schieben. Kennst du das auch? Du liegst abends im Bett und kannst nicht einschlafen, weil du in Gedanken endlich dieser unerträglichen Kollegin, die immer mit ihren neuen Designer-Handtaschen und Klamotten angibt, die Meinung sagst (natürlich bist du selbst viel intellektueller und kultivierter als diese hohle Nuss), oder weil du endlos darüber nachdenkst, dass dein Ex-Freund dich bei Facebook entfreundet hat und ob er mit seiner Neuen wirklich glücklich ist, oder weil du mal wieder vor Stress unreine Haut bekommen hast und die Mittelchen aus der Apotheke nicht wirken und so weiter… Und schließlich ist es vier Uhr nachts und du hast nichts gelöst, sondern nur bis zur Erschöpfung Gedanken gewälzt. Das Problem ist, diese Gedanken sind nicht nur Illusionen, denn sie spiegeln dir Situationen und Szenarien vor, die es nicht, nicht mehr oder noch nicht gibt, sie sind auch Ablenkungen. Es ist wichtig, dass du verstehst, was heute alles „Ablenkung“ bedeutet: nicht nur dein ständiges Spielen mit dem Handy, deine Sucht nach Social Media und dem neuesten Facebookeintrag oder Instagramfoto oder dein Prokrastinieren von wichtigen Aufgaben, sondern auch deine Gedanken selbst. Dein Geist arbeitet nach dem Prinzip: Schiebe Gedanken vor, dann brauchst du dich mit den eigentlichen Gefühlen nicht mehr auseinanderzusetzen.

Das Problem ist universell: Du und ich, wir alle haben gelernt, unsere Gefühle zu verdrängen – vor allem, wenn es sich um sogenannte negative Emotionen handelt, um Wut, Hass, Ärger und Aggression. Wenn du eine Frau bist, wirst du höchstwahrscheinlich zusätzlich auch die Botschaft bekommen haben „Sei brav“, „Verhalte dich still“, „Ein Mädchen ist nicht aggressiv“ oder Ähnliches. Das macht es für dich nun besonders schwer, zu diesen negativen Emotionen, zu diesem

„Giftarsenal“ in deinem Innern zu stehen, denn du hast ja gelernt, dass da etwas ist, was nicht sein darf. Und dennoch ist es da. Viele Frauen leben mit dem Dilemma, wie man mit den negativen Emotionen umgehen soll. Doch auch für einen Mann ist es schwer, Gefühle zu leben, denn auch Männer bekommen heute im Zuge ihrer Konditionierung durch die Gesellschaft immer wieder die Botschaft zu hören, ihre Gefühle seien unangemessen. Also haben sowohl Männer als auch Frauen ihre Probleme mit dem Anerkennen der eigenen Gefühle, jeder auf seine Weise, aber leider ist keiner frei davon, weil wir alle dieselbe Prägung haben. Die Folge davon ist, dass wir unsere Gedanken wie ein Bollwerk vor unsere Gefühle schieben – von denen wir ja gelernt haben, dass sie nicht da sein dürfen – und gehen immer mehr in den Kopf. Dann passiert das Absurde, dass wir versuchen, ein emotionales Problem rational zu lösen. Du hast also ein Problem mit der Wut auf deinen Chef, deine Kollegin, diese fiese Nachbarin oder wen auch immer und versuchst, das negative Gefühl verstandesbetont zu lösen. Das kann gar nicht funktionieren!

Wenn du einen Moment lang darüber nachdenkst, wird dir klar, dass du ein Gefühl gar nicht durch einen Gedanken lösen kannst. Es ist eine total andere Ebene. Deine Gedanken lösen nicht deine Gefühle, weil sie dafür nicht zuständig sind – egal, wie lange du nachdenkst und wie sehr du grübelst. Hier wird es schwierig für dich, denn du lebst in einer Gesellschaft, die alles Verstandesbetonte feiert. Du erinnerst dich an den Denker von Weizsäcker und dass er unsere westliche Kultur eine „Verstandeskultur“ nannte? Es stimmt, dass in unserer Kultur der Verstand als Lösung jedes Problems angesehen wird. Deshalb fühlst du dich völlig auf der sicheren Seite, wenn du zum Lösen von Emotionen in den Verstand gehst, glaubst sogar noch, den Beifall der Gesellschaft zu ernten, wie vernünftig du doch bist. Aber, von Weizsäcker zum Trotz, das funktioniert nie. Dein Problem mit der Wut, dem Ärger, dem Hass und den Rachegelüsten, die dich plagen, bleibt also trotz aller Grübelei ungelöst, es staut sich an und wird von dir ins Unterbewusste verdrängt. Bekanntlich verdrängst du alles in Unterbewusste, was du dir nicht anschauen magst oder was dir als nicht gut erscheint in deiner Entscheidung – Vergessen oder vielmehr Verdrängen ist ein Willensakt, wie du inzwischen schon weißt. Dein Nachdenken und Grübeln über Gefühle löst also durchaus kein Problem, sondern schafft weitere. Das bedeutet weiteren Stau in deinem Unterbewusstsein und der seelische „Eisberg", der unter der Oberfläche deines Bewusstseins liegt, wird nur noch größer. Deshalb bringt es dir (leider) so wenig, wenn du über deine Gefühle nachdenkst, sofern deine Gedanken Schutzmechanismen sind, um deine Gefühle nicht zu spüren. Ich spreche hier nicht gegen das Denken, sondern gegen das Zergrübeln von Gefühlen. Sicher, es ist gut, von Zeit zu Zeit seine Gedanken zu sortieren (erinnerst du dich noch an dein Bewusstsein als unaufgeräumten Schreibtisch? Natürlich musst du ab und zu aufräumen), aber wenn dein Grübeln keinen richtigen Sinn mehr hat und statt freier Handlung nur noch Gedankenschleifen erschafft, die schier unendlich sind, bringst du weder dir noch jemand anderem irgendeinen Vorteil. Denken löst nicht Gefühlsspannungen auf. Im Gegenteil, es passiert noch etwas Komplizierteres: Du spaltest Teile deiner Persönlichkeit ab.

Es ist so, als würdest du zu dem Teil deiner Persönlichkeit, der gerade wütend, ärgerlich, ängstlich, aggressiv oder hasserfüllt ist, wie ein autoritärer Elternteil sagen „Ich will dich nicht, verschwinde", und damit versperrst du dir selbst den Zugang zu wichtigen Teilen deines Ichs. Mit der Zeit kann es dir passieren, dass du immer mehr Teile deiner Persönlichkeit abspaltest, weil du sie und vor allem ihre gefühlsmäßige Ladung nicht wahrhaben willst, und nur noch einen kleinen Teil deiner Persönlichkeit lebst. Jetzt sage ich dir etwas sehr Wichtiges, das du selten woanders hörst: Viele spirituelle Menschen haben ein riesiges Problem damit, mit Wut, Hass und Aggression umzugehen. Sie halten ihre negativen Emotionen für „unspirituell" und machen den symbolischen Deckel darauf – manche rechtfertigen sich sogar mit Sprüchen von Buddha oder einem anderen Meister, wenn sie das tun. Das stimmt so aber nicht. Zwar hat Buddha wirklich mal gesagt:

„Groll mit uns herumtragen ist wie das Greifen nach einem glühenden Stück Kohle in der Absicht, es nach jemandem zu werfen. Man verbrennt sich nur selbst dabei“, aber er hat nicht gemeint, „Verdränge deinen Groll“. Was Buddha und manch anderer Meister der Meditation meinten, war gerade nicht, negative Emotionen zu verdrängen, sondern emotional reif zu werden, Groll anzuschauen und loszulassen (nicht festzuhalten). Das ist etwas komplett anderes als Verdrängung und Dampfkessel-Betreiben, bis der Kessel platzt. Dein Verdrängen von Gefühlen ist ein gefährlicher Prozess, der mit der Zeit deine ganze Persönlichkeit umfasst, denn diese wird sich verändern und selbst immer reduzierter werden, und das ist wirklich nicht spirituell, das ist auch nicht gesund. Kennst du das heute oft gehörte Klagen, manche Leute würden „nur noch funktionieren“? Genau das passiert mit dir, wenn du Teile deiner Persönlichkeit abgespalten hast, die etwas Negatives empfinden, und sie daher verdrängst. Das heißt im Endeffekt, du lebst nur noch einen kleinen, vermeintlich positiven Teil deiner Persönlichkeit, der die erlaubten Emotionen widerspiegelt. Doch das bist nicht du, das ist nicht dein ganzes Ich, sondern nur ein kleiner Ausschnitt davon. Deshalb hast du das Gefühl, du würdest gar nicht mehr leben, sondern nur noch funktionieren. Die Lösung ist, nicht durch den Verstand zu gehen, denn das hast du ja bereits erfolglos versucht, sondern die Gefühle wieder zurückzuholen, sich mit ihnen auseinanderzusetzen und sie wieder zu integrieren. Was kannst du nun aber tun, um deine echten Gefühle wahrzunehmen und Spannungen abzubauen, die sich in dir aufstauen wollen? Das will ich dir jetzt zeigen: Der beste Weg zum Wahrnehmen deiner Gefühle führt über deinen Körper.

PRAXIS-ÜBUNGEN FÜR MEHR KÖRPERBEWUSSTSEIN ALS ZUGANG ZU VERDRÄNGTEN EMOTIONEN

„Das Gefühl der Freude entsteht aus einer plötzlichen Bejahung des Lebens."
– Carl Ludwig Schleich

Dein Körper hat einen besonderen Vorteil: Er kann nicht lügen, kann sich nicht verstellen. Wenn du also wissen willst, was du gerade wirklich fühlst, musst du deinen Körper konsultieren, denn dein Körper weiß es und will es dir mitteilen. Er sendet dir in Wirklichkeit jederzeit unverstellt Signale über deine wahren Gefühle und es liegt nur an dir, diese Signale auch wahrzunehmen und sie nicht zu verdrängen und wegzuschieben. Wenn du nämlich deine wahren Gefühle mit Hilfe deines Körpers erkennen kannst, bist du deiner Intuition schon viel näher und somit auch dem emotionalen Gleichgewicht. Es wird eine Erleichterung über dich kommen, wenn du deine wahren Gefühle spürst, denn Verstellung kostet viel Kraft. Du kannst mit Hilfe deines Körpers, der ein wunderbares Instrument ist, genau ergründen, was du gerade fühlst, und kannst es auch in ein Gleichgewicht bringen. Wie gehst du also am besten vor? Zunächst ertappst du dich selbst dabei, dass du gerade wieder mal ein großes Gedankenchaos wahrnimmst. Das entsteht, wenn du Gedanken entwickelst, um deine Gefühle nicht spüren zu müssen – deine Gedanken fungieren dann also als ein Schutzsystem, damit du dich mit deinen Gefühlen nicht auseinandersetzen musst. Die einfachste Art, mit einem solchen Gedankenchaos umzugehen, ist, dieses Chaos in deinem Denken bewusst wahrzunehmen und den Körper dabei zu spüren. Hast du einen Druck auf der Brust? Einen „Knoten" im Hals? Eine Verkrampfung im Magen? Gehe diesen Empfindungen deines Körpers nach und erspüre, welches Gefühl sich dahinter verbirgt. Ist es Wut, Hass, Ärger, angestaute Aggression? (Achtung: Auch wenn sich etwas zuerst als Wut anfühlt, muss es nicht unbedingt Wut sein. Es kann auch ein maskiertes Gefühl von Angst oder Ohnmacht sein. Du bist zum Beispiel wütend auf deine Kollegin, weil sie immer mit ihrer neuen Diät und ihrer tollen Figur angibt, diese Wichtigtuerin. Hinter deiner Wut könnte aber die Angst stehen, dass du dich selbst nicht als attraktiv genug empfindest und den negativen Glaubenssatz hast „Ich bin zu dick, keiner liebt mich" und so weiter.)

Hast du das Gefühl erkannt, das dir dein Körper spiegelt, indem du deinen Körper ganz bewusst wahrnimmst und deine Achtsamkeit in die Körperregion leitest, die schmerzt oder verspannt ist. Schaue es dir einfach an und lasse es erst einmal ohne moralische Bewertung stehen. Es ist ein Teil von dir und darf auch da sein – bewerte es jetzt nicht als gut oder schlecht, erlaubt oder verboten, sondern nehme es hin. Bereits dieses Zulassen deines Gefühls gibt dir eine gewisse Stabilität und bringt dich deinem emotionalen Gleichgewicht näher – denn nicht die negativen Gefühle selbst sind es, die dich aus der Balance bringen, sondern dein Verdrängen derselben. Wenn du willst, kannst du deinem Gefühl, das du jetzt bewusst spüren kannst, auch kurz körperlich Ausdruck geben. Schreie, wenn dir danach ist (wenn du in einem hellhörigen Haus lebst, gehst du dafür vielleicht in den Wald), nimm dir ein weiches Kissen und trommele auf es ein oder schlage kurz mit der Faust auf den Tisch. Durch diese kurzen und kontrollierten Auslebe-Situationen deiner Gefühle erlaubst du dir, dich bewusst zu spüren und gibst dem Gefühl Raum, das dein Körper gespeichert hat. Dadurch entlastest du deinen Körper und schaffst zugleich ein Wohlgefühl in deiner Psyche, denn dein Gefühl wird nicht mehr verdrängt in dein Unterbewusstes. Dieses gelöste und gelassene Zulassen von Gefühlen erzeugt „die plötzliche Bejahung des Lebens", von welcher der Chirurg Carl Ludwig Schleich (1859 bis 1922), den ich am Anfang zitiert habe, sprach. Was dieser kluge Arzt damit meinte, war eine alte psychologische Erkenntnis: Du musst „Ja" zu dir sagen, dann öffnet sich das Leben. Neuere Forschungen über die Psyche bestätigen die Wahrheit dieser Erkenntnis, dass du deine Gefühle, und zwar auch die negativen, annehmen musst, um ins Gleichgewicht mit dir und deiner Umwelt zu finden. Zugleich verhinderst du somit auch, dass du zu sehr in den Kopf gehst und deine Gefühle erneut zergrübelst, bis sie dir wie Gebirge – oder unaufgeräumte Schreibtische – erscheinen. Dein Erspüren deiner wahren Gefühle durch das Barometer deines Körpers ist also eine Win-win-Situation, die dir auf allen Ebenen hilft, emotionales Gleichgewicht zu erzielen und dein Leben besser zu meistern.

Im Folgenden will ich dir noch ein paar einfache und wirkungsvolle Achtsamkeitsübungen zeigen, die du auch anwenden kannst, wenn gerade kein Gedankenchaos in deinem Kopf herrscht. Sie helfen dir im Alltag, besser in Kontakt mit deinem Körper zu kommen und deine wahren Gefühle besser spüren zu können – auch, wenn gerade nichts Besonderes in deinem Leben ansteht und du relativ ausgeglichen bist. Diese Übungen wirken gleichsam wie ein Rückspiegel im Auto: Sie zeigen dir, wo du gerade stehst. Sie helfen deiner Orientierung und Selbstvergewisserung über deinen spirituellen Standpunkt und deine eigenen Fortschritte. Nutze diese Übungen am besten häufig, vielleicht sogar täglich für ein paar Minuten, und werde dir auf diese Weise immer wieder deiner untrennbaren Verbundenheit von Körper und Geist-Seele bewusst. Diese Verbundenheit von Körper und Geist-Seele ist die wichtigste Erkenntnis vor dem Meditieren, ebenso wie das Sein als Bewusstheit der Kern des Meditierens ist. Indem du wie im Folgenden achtsam in deinem Alltag bist, bleibst du intensiv mit der Körper-Weisheit und der Intuition verbunden und meditierst im Grunde schon. Diese Achtsamkeit ist Meditation.

Achtsamkeitsübungen

Bei den Achtsamkeitsübungen geht es in erster Linie um ein bewusstes Spüren des Körpers, der bekanntlich die Trägersubstanz deines Ichs und damit ein Werkzeug zur Meditation ist.

Gehe mit deiner Aufmerksamkeit ganz langsam durch jeden Körperteil einzeln – was empfindest du im Kopf, in der Kehle, im Brustkorb, im Bauch, im Unterleib, in den Beinen? Diese spannende Entdeckungsreise durch deinen Körper macht dir deutlich, wo du noch Verkrampfungen hast oder welche Gefühle sich in deinem Körper gerade manifestieren und somit ein Ausdruck deines Unterbewussten sind, das dir gerade jetzt etwas Wichtiges damit sagen will. Lass dir ruhig Zeit mit dieser Übung und setz dich selbst nicht unter Druck, denn es verlangt etwas Praxiserfahrung, um den Körper ganz und in seinen Teilen, seinen Gliedern und Organen, zu spüren. Unsere ganze Erziehung läuft ja bekanntlich darauf hinaus, dass wir „nicht spüren", und deshalb fällt es uns allen etwas schwer, diesen Pfad der Konditionierung zu verlassen und diese Empfindung wieder zu wecken. Es kann sein, dass du bestimmte Körperteile nicht spürst. Wenn dem so ist, stell das einfach fest und geh weiter zum Nächsten. Interessant kann es auch sein, deine Atmung zu spüren oder – wenn du schon ein Fortgeschrittener bist – mit deiner Atmung gezielt in einzelne Körperteile hineinzugehen, etwa in deinen kleinen Zeh oder in die Venen an deinem Arm.

Hinweis zum Verständnis dieser Übung: Es geht nicht darum, in einen tollen Flow zu kommen oder besonders schnell, gut etc. zu sein oder besonders wenig Gedanken zu haben. Ziel ist lediglich zu beobachten, was jetzt gerade da ist, ohne dich damit zu identifizieren.

Bewusstes Gehen

Gehen ist eine Praxis, die Körper, Geist und Seele harmonisch miteinander verbindet – schon Buddha hat Gehmeditation betrieben, weil er um diesen großen Zusammenhang wusste und somit die Konzentration in den Alltag, gleichsam den Himmel auf die Erde holte. Hiermit lernst du, alltägliche Dinge des Alltags – Gehen – auf eine bewusste Art und Weise zu machen. Oft wollen wir einfach nur schnell von A nach B kommen, dabei wird das Gehen zu einer lästigen Pflicht und wir verschieben in Gedanken unser Glück auf einen späteren Zeitpunkt (etwa „Wenn ich endlich diesen Aktenberg abgearbeitet habe“ oder „Wenn ich endlich auf meinem Sofa vor dem TV sitze, dann geht’s mir gut.“). Aber genau diese Gewohnheit ist das Problem, nämlich nie bei einer Sache voll und ganz dabei zu sein, sondern sein Glück immer auf später zu verschieben – „Ich will das nur schnell hinter mich bringen, dann …“ –, und das bedeutet, dass man sein Glück wieder in irgendeiner möglichen Zukunft sucht, statt im Hier und Jetzt des Moments, in dem wahrhaft Sein geschieht.

Variante 1:

Stell dir deinen Wecker auf fünf bis zwanzig Minuten und gehe ganz bewusst im Zimmer herum, wobei du jeden Körperteil bewusst spürst, deine Füße, wie sie auf dem Boden aufkommen, deine Knie, wie sie sich beugen und wieder strecken, deine Gelenke, wie sie sich anspannen und entspannen und so weiter. Wenn du plötzlich merkst, dass du in Gedanken schon abgeschweift bist, stelle das einfach kurz fest und kehre mit der Aufmerksamkeit zurück in die Füße.

Variante 2:

Wenn du im Alltag unterwegs bist, setz dir einen Zielpunkt irgendwo in der Ferne (z. B. fünfhundert Meter entfernt) und gehe diesen in der Zeit x, z. B. in zehn Minuten. Nimm dabei alles innerhalb und außerhalb von dir ganz bewusst mit deinen fünf Sinnen wahr (alle Gefühle, Geräusche, Düfte, Details deiner Umgebung). Es ist nicht so wichtig, worauf dein Fokus liegt – wichtiger ist das objektive Beobachten an sich und das achtsame Im-Moment-Sein und In-Bewegung-Sein.

Diese Achtsamkeitsübung mit ihren beiden Varianten ist für dich zum Einstieg gedacht, wenn du an deine verdeckten

Emotionen herankommen willst. Sie ist bewusst sehr einfach gehalten und wurde von mir gewählt, um dir zu zeigen, wie einfach du in deinem Alltag beliebige Situationen wie das Gehen oder Essen nutzen kannst, um deinen Körper bewusst zu spüren. Durch dieses Spüren des Körpers bekommst du unmittelbaren Zugang zu deinen Emotionen, auch zu den negativen, die du gewöhnlich verdrängst. Wie du ferner negative Emotionen auflösen kannst, zeige ich dir im folgenden Praxisteil und im Kapitel "Jetzt Glücklich! Perspektiven der Meditation", wenn es darum geht, auch deine „dunkle Seite“ zu leben. Diese Übungen sind für Fortgeschrittene. Ich empfehle dir daher, dich langsam zu steigern – wie ein Sportler, der trainiert. Beginne also mit den einfachen Achtsamkeitsübungen, die ich dir hier vorgestellt habe, um einen besseren Zugang zu deinem Körper und seinen Emotionen zu finden, und steigere dich weiter durch die folgenden Übungen im Buch, bis du dich unverstellt und angstfrei mit deinen eigenen Emotionen konfrontieren und so ins Gleichgewicht kommen kannst. Es ist ein langer Weg, der jedoch sehr lohnenswert ist, und ich verspreche dir, dass sich der Wert der Meditation dir ganz enthüllt, sobald du gelernt hast, gut Freund mit deinem Körper, seinen Emotionen und all seinen (vorher oft abgespaltenen) Teilen zu sein. Das ist wahre Bewusstheit, das ist die Gesamtheit all dessen, was ist. Du könntest auch sagen: Glück.

MEDITATION IN DER PRAXIS

Du hast schon gelernt, dass Meditation jederzeit stattfinden kann - du brauchst keine besonderen Voraussetzungen. Und sicherlich hast du das eine oder andere Hindernis auf deinem Weg in die Intuition, wie negative Glaubenssätze und Ablenkung, schon erkannt und überwunden. In den folgenden Übungen will ich dir nun zeigen, wie du die Praxis der Meditation spielerisch in den Alltag überführen kannst und wie sie immer mehr ein Teil deines Lebens wird. Wichtig ist nicht, dass du dir einen Ehrgeiz daraus machst, einmal pro Woche besonders lange zu meditieren, sondern, dass du drei bis vier dieser Übungen täglich praktizierst und sie dir zur Gewohnheit werden. Diese gesunde Gewohnheit wird dein emotionales Gleichgewicht stärken und dich schneller aus den Gedanken und in die Intuition bringen, denn regelmäßiges Meditieren – wie regelmäßiger Sport – stärkt dein ganzes Bewusstsein. Mit der Zeit wird es dir immer leichter fallen zu meditieren. Lass uns anfangen!

„HEALTHY HABITS" NICHT NUR IN DER ERNÄHRUNG: GUTE GEWOHNHEITEN ALS SCHRITT ZUR ERFOLGREICHEN MEDITATIONSPRAXIS

„Der Heitere ist der Meister seiner Seele."

– William Shakespeare

Wenn du bis hierhin gelesen hast, ist die Zeit da, das Gelesene auch praktisch umzusetzen. Meditation ist keine Theorie, sondern gelebte Praxis. Kurz, wenn der Meditierende sich nicht selbst ändert, war die Meditation nicht erfolgreich. Verstehst du, es geht nicht darum, theoretisch alles zu wissen und dann doch in deinen Handlungen beim Alten zu bleiben. Deshalb will dich der Buddha aufrütteln, indem er sagt: „Es nützt nichts, nur ein guter Mensch zu sein, wenn man nichts tut!“ Damit meint er konkret, du musst die theoretischen Erkenntnisse über die Macht deines Geistes in die Praxis umsetzen. Und mit der Praxis ist nicht gemeint, dass du dich und andere nun ehrgeizig überbieten willst mit noch so vielen Stunden Meditation (erinnerst du dich an die Guinnessbuch-der-Rekorde-Typen vorn im Buch?), sondern, dass du wesentlich wirst. Wesentlich werden heißt, deine Erkenntnis von der Theorie in die Alltagspraxis zu überführen. Wenn du heute einen Mediziner fragst, was das Geheimnis guter Gesundheit ist, wird er sagen: gute Gene, gute Ernährung und gute Gewohnheiten („Healthy Habits“). An dem ersten Punkt können wir bekanntlich nicht viel ändern, denn unser genetischer Bauplan ist vorgegeben, doch an den anderen beiden Punkten, der Ernährung und den Gewohnheiten, können wir sehr wohl etwas ändern, denn diese haben wir in der Hand. „Du bist, was du isst“ – das ist ein Spruch, den unsere Großeltern schon kannten und der heute in der modernen Forschung der Ernährungslehre und Ökotrophologie nichts an Bedeutung verloren hat – ganz zu schweigen davon, dass die moderne Psychologie und Psychiatrie erkennt, wie wichtig Vitamine für eine gesunde Funktion des Zentralnervensystems sind. Doch der dritte Punkt, die guten Gewohnheiten, betrifft nicht nur die Gesundheit unseres Körpers, sondern auch und vor allem die Gesundheit unserer Seele.

Für die gesunde Seele sind gute Gewohnheiten unverzichtbar und das gilt insbesondere auch für die Meditation als Schlüssel zu einem glücklichen und gesunden Leben. Meditation ist eine solche gute Gewohnheit, die den Wert unserer psychischen Stabilität steigert, wenn wir sie in unseren Alltag integrieren wie das Zähneputzen oder das morgendliche Joggen im Park. Nun bist du jedoch als Mensch kein unbeschriebenes Blatt und hast bereits Gewohnheiten etabliert, wie zum Beispiel, ein Kopfmensch zu sein, zu viel über Vergangenes nachzugrübeln, abends nicht mehr einschlafen zu können aufgrund des Gedankenstrudels in deinem Gehirn und viele andere. Diese Gewohnheiten sind bereits da und lenken dich häufig von der Konzentration auf das Meditieren ab. Du kannst diese schlechten Gewohnheiten (denn du weißt schon, dass sie schlecht für dich sind) nicht einfach wegschieben, denn dann entsteht eine Lücke in deinem Tagesablauf. Der Schlüssel ist daher, schlechte Gewohnheiten durch gute zu ersetzen. Im Folgenden wollen wir sehen, wie wir die guten Gewohnheiten der Meditation in unserem Alltag verankern, damit sie das Grundgerüst unserer stabilen und glücklichen Seele werden können. Der folgende Teil ist daher völlig praxisorientiert und wird nicht weiter durch Erläuterungen über Sinn und Ziele des Meditierens unterteilt, die du ja bereits kennst. Hier stelle ich dir in loser Folge verschiedene Übungen vor, die du ohne viel Aufwand täglich in deine Meditation einbauen kannst – und die für sich genommen schon eine Meditation sind.

MEDITATIONSÜBUNGEN FÜR JEDEN TAG

Übung 1: Sich bewusst spüren

Stell dir drei- bis fünfmal während des Tages den Wecker und immer dann, wenn der Wecker klingelt, sei für ein bis drei Minuten bewusst – oder schließe die Augen und spür in deinen Körper, was du gerade wahrnimmst. Versuche, danach so lange wie möglich bewusst zu bleiben und nimm das Gefühl der Bewusstheit mit in deine nächsten Tätigkeiten. Was löst dieses Sich-bewusst-Spüren in dir aus? Spürst du Wohlbehagen, Unbehagen, körperliche Verspannung, Angst, Gelassenheit? Viele Menschen berichten, dass ihnen schon durch diese kurzen drei Minuten Achtsamkeit deutlich wird, wie losgelöst vom und unverbunden mit ihrem Körper sie den Rest des Tages verbringen. Die Wirkung dieser einfachen Weckerübung ist tatsächlich verblüffend und lässt dich deinen Alltag sicherlich bald mit wacheren Augen sehen. Probiere es aus!

Übung 2: Aufwachen im Alltag

Auch die zweite Übung beginnt mit einem Wecksignal. Stell dir den Wecker ein paarmal am Tag im Voraus (egal wann, setze also die Uhrzeiten für die Signale ganz willkürlich), und immer wenn er klingelt, mache die jeweilige Tätigkeit, die du gerade macht, ganz bewusst. Du wirst dich wundern, wann und wobei der Wecker dich gerade „überrascht"… Du könntest just eine E-Mail schreiben, dein Mittagessen einnehmen, deine Lieblingssendung im TV anschauen oder einfach auf dem Sofa liegen und dösen. Wann auch immer, und was auch immer du gerade tust, dein Wecksignal wird dir den Impuls geben, jetzt ganz intensiv in dich hineinzuspüren. Und denk bitte daran: Es gibt keine sinnlosen oder wertlosen Vollzüge. Selbst wenn dich das Wecksignal zufällig auf einem stillen Örtchen überraschen sollte, ist das nicht ehrenrührig und braucht dich nicht aus dem Gleichgewicht zu bringen. Alle Vollzüge des täglichen Lebens bringen dich in Kontakt mit deinem Körper – der Trägersubstanz deines Ichs.

Übung 3: Sich selbst beobachten

Auch die dritte Übung beginnt mit einem Wecksignal, doch diesmal geht es um das Verhältnis zu deinen Gefühlen und Gedanken. Stell dir den Wecker zu beliebigen Zeiten und beobachte deine Gedanken oder Gefühle für ein bis drei Minuten. Werde dir bewusst, was du gerade fühlst oder was du in diesem Moment denkst und woher diese Gefühle und Gedanken kommen. Sind es echte Gefühle wie Wut, Trauer, Angst oder Freude? Oder sind es Gefühlskombinationen wie mit Trauer gemischte Wut oder verhaltene, ängstliche Freude? Oder sind es gar Symptome für eine Verdrängung, wie das Gefühl, nichts zu spüren und „wie taub" oder leer zu sein? Woher könnten deine Gefühle kommen? – Dasselbe machst du mit den Gedanken, die dich in diesem

Moment durchfluten: Schau sie dir an, urteile nicht, aber versuche, ihr Woher und Wohin zu erfassen. Denke ich gerade angestrengt über ein Problem nach? Wie könnte die Lösung sein? Mache ich in Gedanken mir oder anderen Vorwürfe? Oder bin ich wieder im Teufelskreis der negativen Glaubenssätze gefangen? Diese einfache Übung sagt unglaublich viel über uns aus und hilft uns, in kurzer Zeit viel über das herauszufinden, was uns wirklich bewegt. Sie ist ein hervorragendes Werkzeug zur Selbsterkenntnis im Alltag.

Übung 4: Den Körper wahrnehmen

Die vierte Übung stärkt dein Körperbewusstsein – sie kommt ohne Wecksignal aus und kann ganz ohne Hilfsmittel jederzeit in den Alltag integriert werden. Nach jeder abgeschlossenen Tätigkeit hältst du kurz inne und besinnst dich ein bis drei Minuten auf den Körper und auf die Empfindungen, die du gerade hast: Prickeln in den Händen, Wärme-Empfindungen, Frösteln, Ziehen in den Gelenken, Verspannung im Nacken oder was auch immer gerade erfahrbar ist. Es spielt keine Rolle, welche Tätigkeit du gerade abgeschlossen hast – Rad fahren, einkaufen, kochen – der Prozess ist immer derselbe, du spürst in dich hinein und begibst dich in Achtsamkeit auf Augenhöhe mit deinen Gefühlen, bevor du etwas Neues beginnst. Ist das alles?, magst du fragen. Ja, es ist alles, aber diese Übung hat es in sich. Ich möchte dir an dieser Stelle nicht zu viel verraten, doch wenn du eine Zeit lang täglich oder auch in größeren Intervallen nach jeder abgeschlossenen Tätigkeit in dich hineinspürst, wirst du ein unglaublich lebendiges und authentisches Verhältnis zu dir selbst erwirken.

Hinweis: Alle diese Bewusstseinsübungen helfen dir dabei, mit mehr Bewusstsein durch den Alltag zu gehen und zu erkennen, was in dir vorgeht und daher Klarheit in deinem Bewusstsein zu schaffen. Suche dir jeden Tag ein bis zwei

Übungen heraus und experimentiere damit.

MORGEN- UND ABENDROUTINE

Wie wichtig eine gewisse Routine für unser Wohlbefinden und seelisches Gleichgewicht ist, ist heute schon allgemein bekannt: Rituale helfen der Psyche, stabil zu sein und zu bleiben. Ein solches Ritual muss nicht aufwendig sein – auch die Tatsache, dass du morgens immer aus „deiner" speziellen rot-weißen Tasse Kaffee trinkst, ist im Grunde schon ein Ritual für sich. Durch Routine oder eben Rituale, die ein Ausdruck von Routine sind, gibst du dem Tag Struktur und Zuverlässigkeit. Deshalb sollte die Meditation auch ein Teil dieser Routine sein, die deinen Tag für dich überschaubar und lebenswert macht. Am einfachsten machst du die Meditation derart zu einem selbstverständlichen und integralen Bestandteil deines Alltags, wenn du morgens und abends bestimmte (gern auch kurze) Momente des Meditierens einbaust. Diese werden dir bald zur Gewohnheit werden, sodass du sie von selbst vermisst, solltest du sie einmal vergessen. Erinnerst du dich noch an die Werbung einer bekannten Zahnpasta-Marke aus deiner Kindheit? Sie hieß „Morgens a und abends b" – gemeint waren die Produkte der Firma, die du morgens und abends bei deiner Zahnpflege anwenden solltest. So ähnlich wollen wir auch vorgehen, auch wenn es um meditative Achtsamkeit statt Produkte geht. Es gibt eine eigene Meditation für den Morgen, die dich auf den Tag einstimmt, und eine für den Abend, die dir hilft, ihn positiv abzuschließen. Durch das Einüben von Morgen- und Abendroutine bekommt dein Tag eine Art spirituelles Gerüst, ein Ritual, das dich trägt und dir hilft, den Tag positiv zu beginnen und für dich auch positiv abzuschließen.

Meditative Morgenroutine:

Um den Tag positiv zu starten und sich einzustimmen, empfiehlt es sich, fünf Minuten zu meditieren. Um dem Tag eine Richtung zu geben und die Gedankensteuerung zu praktizieren, ist es gut, jetzt eine Intention für den Tag zu setzen (etwa drei- bis fünfmal meditieren, planen, wann genau und wie lange). Wichtig ist es dabei, dass du präzise vorgehst und genau festlegst, was du wann und wie an diesem Tag tun willst – das ist keine Pedanterie, sondern hilft dir, das Erwünschte auch wirklich zu erreichen. Denn wenn du nicht präzise bist in deinen Formulierungen, findet der Verstand einen Ausweg, das Erwünschte zu verschieben oder zu verdrängen … Bleibe also Herr deines Verstandes und seiner kreativen Ausweichmöglichkeiten, indem du deine Tagesintention so sicher und präzise fasst wie einen Befehl. Dann wird deinem Unterbewusstsein nichts anderes übrig bleiben, als ihn auszuführen. Nach der bewussten Morgenroutine versuchst du, im weiteren Tagesverlauf so lange wie möglich bewusst zu bleiben. Du hast jetzt deine innere Stärkung für den Tag erhalten und bringst genug Spannkraft mit, um die Zeit für dein Glück und deinen Erfolg zu nutzen.

Meditative Abendroutine:

Die Abendroutine hilft dir, den Tag abzuschließen und mit den Ereignissen des Tages ins Reine zu kommen, bevor der Nachtschlaf – und damit die Herrschaft des Unterbewussten über deinen Körper – dich einholt und du acht Stunden lang im Reich der Träume bist. Diese Praxis ist sehr wichtig für Menschen, die viel Stress haben oder im Lauf des Tages mit widerstrebenden Gefühlen und Gedanken konfrontiert sind und abends nicht richtig abschalten können. Geh in Gedanken den vergangenen Tag nochmals durch, schau ihn dir wie einen Film an und lass dabei auch nicht aufgelöste Konflikte vor dem geistigen Auge durch. Wenn du etwas nicht verstehst, spule den imaginären Film zurück. Spüre die Gefühle noch einmal, aber betrachte sie ruhig, ohne innere Aufwallung, und lass sie gedanklich los. Du kannst an dieser Stelle auch gern richtig erfindungsreich werden und, wie ein guter Regisseur, die Filmszene neu drehen, bis sie dir gefällt. Wenn du zum Beispiel im Büro mal wieder nicht den Mund aufgemacht hast, als der Chef dir fremde Arbeit aufgebrummt hat, spule zurück zu diesem Moment und dreh die Situation neu, diesmal mit einem starken, selbstbewussten Ich, das freundlich, aber bestimmt sagt: „Pardon, das ist die Arbeit meines Kollegen, dafür werde ich nicht bezahlt", oder was auch immer du gern erwidert hättest. Diese schöpferische abendliche Szenen-Umschreibe-Praxis kannst du auf alles anwenden, was dir im Lauf des Tages geschehen ist und was du im Nachhinein korrigieren willst. Im Laufe der Zeit werden die regelmäßigen meditativen Übungen am Abend dich dazu bringen, dein Selbst tatsächlich positiv zu verändern – und auf jeden Fall mit den Ereignissen des Tages, wie auch immer sie gewesen waren, in eine seelische Balance zu kommen.

DER MEDITATIVE SUPERMARKT UND ANDERE FUN-ÜBUNGEN

Hast du Lust, einmal anders einzukaufen? Vielleicht im meditativen Supermarkt? Was ist das denn?, fragst du dich – das wird gleich verraten! Als Fortgeschrittener der Meditation, wie du dich inzwischen nennen kannst, öffnen sich dir viele Möglichkeiten, die dich bereichern können und die deinen Alltag immer wieder anders spannend machen. Du weißt schon: Meditation ist kein abgekapselter Teil deines Alltags, sondern ein natürlicher Bestandteil desselben, und du kannst jede Tätigkeit zu einer meditativen Tätigkeit und einem Aha-Erlebnis für Geist und Sinne werden lassen. Deshalb stelle ich dir im Folgenden ein paar Übungen vor, die du zu jeder Zeit und an jedem Ort spielerisch in deinen Tagesablauf einfügen kannst. Sie helfen dir, dein Leben mal aus einer ganz anderen Perspektive zu sehen und dabei wie nebenbei dein Bewusstsein zu erforschen. Willst du die Kraft der Meditation ganz praktisch im Alltag erleben und mehr experimentieren? Dann sind die folgenden Übungen wie geschaffen dafür. Ich nenne sie gern Fun-Übungen, weil sie wirklich Spaß machen – dennoch haben sie einen ernsten Kern und können seelisch viel bewirken und dich näher an die Intuition bringen.

Übung 1: Folge deiner Intuition

Fange an, von dem Ort, an dem du gerade bist (zu Hause, Büro, Freundeskreis …), alles aus deiner Intuition heraus zu machen, das heißt, deinen spontanen Eingebungen zu folgen, ohne diese zuvor verstandesbetont kontrollieren oder bewerten zu wollen. Wenn du etwa gerade sitzt und es ist dir nach hinlegen, dann folge diesem Impuls und leg dich hin. Vielleicht ist es dir zehn Sekunden später nach Aufstehen und Im-Kreis-Drehen. Folge auch hier diesem Impuls, und versuche, während der Übung in deinem Körper fokussiert zu sein. Wenn du abschweifst, bring dich selbst einfach wieder zurück. Versuche, jeden noch so kleinen Impuls zu erspüren und folge ihm. Du wirst erstaunt sein, wie viel Spaß das Ganze macht. Mache diese Übung für fünf bis zwanzig Minuten und schließe sie dann mit einer kurzen Körpereinfühlung ab.

Zur nächsten Übung ist eine „Vorübung" erforderlich. Da diese sich wiederholt und ich dir in der Folge mehrere Übungen vorstelle, die mit einer Vorübung ausgeführt werden, bitte ich kurz um deine Aufmerksamkeit. Meine Damen und Herren (Trommelwirbel), hier kommt die Vorübung, bitte passen Sie auf. Ich kündige sie groß an, weil sie eine ganz wunderbare Art und Weise ist, in die Intuition zu kommen und noch mehr Gewinn aus den folgenden Meditationen zu ziehen. Kenner machen mitunter auch „nur" die Vorübung.

Vorübung: Pattern-Brake

„Pattern-Brake" (aus dem Englischen) heißt übersetzt „Bruch mit der Gewohnheit". Der Hintergrund dieser Vorübung ist eine bekannte Erfahrung: Während des

Tages befinden wir uns ständig in unseren kleinen Minigewohnheiten. Während dieser Minigewohnheiten gehen wir automatisch in Tagträume und werden zum Opfer unserer Gedanken und falschen Glaubenssätze, doch das Gegenstück zum Denken ist unsere Intuition. Deshalb „brechen“ wir jetzt die Gewohnheit, um wieder in die Intuition zu geraten.
Das Pattern-Brake kann durch verschiedene Tätigkeiten geschehen: tanzen, rückwärtsgehen, alles mit links machen, „gibberisch“ reden, das heißt in einer Sprache sprechen, die nicht existiert („Libi gagga lulu ka mi akuzi muzi jaja“) … Das Ziel ist es, den bewussten Verstand zu umgehen und den Gefühlen einen direkten Ausdruck zu geben.

Übung 2: Intuition im Alltag

Mache die Vorübung. Gehe aus dem Haus und fang einfach an, bewusst zu gehen, wie du es schon aus der Gehmeditation kennst: gehe langsam, fokussiere dich auf deinen Körper und erspüre achtsam die Impulse aus deinem Körper, die dir sagen „rechts, links etc.“. Schaue am besten gar nicht so sehr in die Ferne, sondern lasse deinen Blick zwei bis drei Meter vor dir auf dem Boden schweifen und nimm alles wahr, was du dort siehst. Mach das Ganze unbeschwert, so lange du Lust hast, und schau, wo dich deine Intuition hinführt.
Hinweis: Ich erinnere dich daran, dass „bewusstes Gehen“ nicht nur auf Buddhas Gehmeditation zurückgeht, sondern auch von modernen Forschern wie Moshé Feldenkrais als effektive Bewusstseinsmethode angewandt wird. Siehst du, wie universell die Erkenntnisse aus der Achtsamkeit im Umgang mit deinem Körper sind?

Übung 3: Intuitiv Einkaufen

Diese Übung ist eine meiner Lieblingsübungen! Der

„meditative Supermarkt“ ist die perfekte Integration der Meditation in unseren Alltag. Mache die Vorübung. Dann gehe in einen Supermarkt und lasse dich ohne Ziel von deiner Intuition leiten. Nimm dabei alles ganz bewusst wahr – Gerüche, Geräusche etc. Spüre, wo dich deine Intuition hinführt und folge ihr ganz unbefangen nach. Wenn du das Gefühl hast, dass du stehen bleiben solltest, dann tue das und drehe dich intuitiv zum nächsten Regal, fahre mit deiner ausgestreckten Hand das Regal auf und ab – du kannst auch deine Augen schließen und einfach zugreifen. Spüre, wenn dir deine Intuition sagt, dass du deine Hand stoppen sollst. Dann öffne die Augen und schau, bei welchen Lebensmitteln du herausgekommen bist: Äpfel, Brot, eine Dose Ananas, Fischkonserven, Himbeerbonbons, saure Gurken oder ausgerechnet Bananen? Nimm das Lebensmittel/den Gegenstand in die Hand und spüre in deinen Körper hinein – vielleicht kannst du bestimmte Körperregionen intensiv spüren, vielleicht kommen bestimme Gefühle auf. Experimentiere und habe Spaß!

Übung 4: Bewusst-Sein

Suche dir eine bestimmte Tätigkeit und mache diese ganz bewusst (etwa Gemüse schneiden, Zähneputzen, schreiben etc.). Halte den Fokus auf den Details und nimm diese mit allen fünf Sinnen wahr – spüre etwa bei Gemüseschneiden das Messer in deiner Hand, die Feuchtigkeit des Gemüses, die Geräusche, die dein Messer macht, die Düfte und Aromen, die die geschnittenen Radieschen oder Tomaten ausströmen, die Erinnerungen, die dabei automatisch in dir hochkommen (von warmer Erde, Wasser und Sonne – du fühlst dich mit allen Elementen verbunden als Rückverbindung) usw.
Hinweis zum Verständnis der Übung: Auch hier ist es nicht wichtig, was du beobachtest, sondern dass du alles auf objektive Weise tust, ohne gegen irgendetwas anzukämpfen oder etwas zu verdrängen (z. B. negative Ge-

danken, die dich selbst fertigmachen, wenn du den Fokus verlierst). Nimm einfach alles wahr.

Übung 5: Zurück in die Intuition

Reiße dich selbst aus deiner Gewohnheit des Tagträumens heraus, indem du eine Tätigkeit machst, die für dich ungewöhnlich ist, z. B. mache für drei bis fünf Minuten alles mit deiner schwachen Hand (mit links, wenn du Rechtshänder bist – mit rechts, wenn du Linkshänder bist). Oder gehe plötzlich rückwärts oder seitwärts, statt ganz normal, schreibe eine E-Mail nur mit einen Finger, tanze ohne Grund, lache ohne Grund und so weiter, kurz: Der Kreativität sind keine Grenzen gesetzt, denn alles ist jetzt möglich. Diese ungewohnten Tätigkeiten führen automatisch dazu, dass du dein volles Bewusstsein brauchst. Schreibst du beispielsweise mit der linken Hand, wenn du Rechtshänder bist, reißt dich das aus deinem alten Muster der Gewohnheit heraus und integriert die Zusammenarbeit deiner beiden Gehirnhälften, die für Verstand und Intuition stehen. Fortsetzung der Übung: Sitze für eine bis drei Minuten still und beobachte konzentriert, was in dir vorgeht – du kannst auch einmal bewusst in deinen Körper hineinspüren und ihn „sprechen lassen", indem du eine Körpereinfühlung machst.

MEINE TÄGLICHE DOSIS MEDITATION: PRAXISTIPPS FÜR DIE ANWENDUNG IM ALLTAG

Wenn Meditation ein gelebter Teil des Alltags werden soll, bedeutet das auch, dass wir sie ganz selbstverständlich in unsere täglichen Vollzüge integrieren. Hier stellen sich jedoch einige Fragen: Wie fange ich es praktisch an, die Meditation zu einem normalen Bestandteil meiner Alltagsroutine werden zu lassen? Wie kann ich mich immer wieder neu motivieren, Tag für Tag achtsam und bewusst zu leben, und welche Übungen sind am besten dazu geeignet, dass mir dieses Unternehmen gelingt? Ich will dir im Folgenden einige in der Praxis bewährte Tipps und Tricks geben, wie du Meditation zu einem so selbstverständlichen Teil deines Lebens machst, wie ein Glas Wasser zu trinken. Apropos Wasser trinken: Du weißt ja, Wasser hat ein eigenes Bewusstsein und eine energetische Struktur, wie es der japanische Forscher und Alternativ-Mediziner Masaru Emoto (1943 bis 2014) festgestellt hat. Trinke gerade bewusst ein Glas Wasser, auch das ist schon eine subtile Form von Meditation. So einfach ist es – und was du noch tun kannst, verrate ich dir jetzt.

MEDITATION ALS TRAINING DES „INTUITIONS-MUSKELS“: WARUM REGELMÄẞIGES ÜBEN SO WICHTIG IST

„Je einfacher etwas ist, umso mehr Kraft und Stärke liegt darin.“

- Meister Eckhart

Der Begriff Meditation bedeutet zwar, wie du inzwischen schon weißt, „nachsinnen, nachdenken“ im Lateinischen, doch sie ist kein rein abstrakter Gedankenprozess. Meditation ist eine Praxis, die Körper und Geist-Seele in Einklang bringt. Insofern können beide Ebenen, die materielle und die geistige, nicht getrennt werden und profitieren gleichfalls von unserem Training. Wenn ich im Folgenden also von einem „Intuitionsmuskel" spreche, ist das natürlich scherzhaft gemeint, und doch steckt in diesem kleinen Vergleich – wie in jedem guten Vergleich – ein Körnchen Wahrheit. Denn mit der Intuition haben wir es mit einer geistigen Kraft zu tun, die, ebenso wie unser Gedächtnis, durch Übung und Training immer stärker wird. Daher ist auch die Brücke zum Muskel ganz angemessen, denn ähnlich, wie wir im Sportstudio trainieren, um unsere Muskeln aufzubauen, können wir durch geeignetes Training auch unsere Intuition aufbauen und stärken, bis sie ganz stabil und kraftvoll ist. Wie das geschehen kann, ist eine Frage ganz einfacher Übungen. Auch hier ist die Analogie zum Sport oder zum Sportstudio ganz passend, daher werden wir sie noch oft verwenden.

Unsere Seele, unser Geist, ist das Zentrum unseres Seins und unserer Entwicklung, wir können ihr daher gar nicht genug Aufmerksamkeit schenken. Denke immer daran, dass deine Gedanken schöpferisch sind und eine Wirkung auf dich, deine Mitmenschen, deine Umwelt und sogar auf die Materie haben, wie du es im Pendelexperiment gesehen hast. Dein bewusster Geist ist die unsichtbare Schöpfmasse dessen, was ist. Deshalb sagte Buddha: „Du wirst morgen sein, was du heute denkst." Das bedeutet, dass dein gewohnheitsmäßiges Denken deine Zukunft gestaltet und dass deine Denkmuster darüber entscheiden, welches Maß an Glück du dir selbst zugestehst. Umso wichtiger ist es, die gewaltige Macht deines Geistes in Bahnen zu lenken, die dir auch dienen. Das geschieht am einfachsten und wirkungsvollsten durch das Etablieren von guten Gewohnheiten und Handlungen, die du ganz selbstverständlich im Alltag ausübst. Mit dem Motto „Meditation leicht gemacht" will ich dir nun zeigen, wie einfach du die Achtsamkeit und Gedankensteuerung in deinen Tagesablauf holst. Im Folgenden siehst du fünf wichtige

Übungen oder vielmehr praktische Tipps, wie du deine Intuition im Alltag verankern, wirkungsvoll aufbauen und zum täglichen Wegbegleiter machen kannst. Das tust du, damit deine Meditation immer selbstverständlicher wird und du zuletzt gar nicht mehr merkst, dass du meditierst. Du fragst dich jetzt vielleicht erstaunt „Ist das dein Ernst?" – und ja, ich meine das! Die beste Meditation ist nicht die gekünstelte, sondern die ganz spontane, die aus dir herausfließt wie das Morgenlied, das ein Vogel singt. Der denkt auch nicht darüber nach, ob er in Dur oder Moll tiriliert oder ob sein Crescendo den Ansprüchen eines Opernhauses genügt … Diese Gelassenheit und Selbstverständlichkeit kannst du durch die folgenden, sehr einfachen praktischen Hinweise zum Üben in der Meditation auch erreichen.

MEDITATION LEICHT GEMACHT

1: Klein anfangen

Wenn wir Muskeln aufbauen wollen, wissen wir schon von selbst, dass nicht alles an einem Tag geschehen kann, und gehen auch nicht jeden Tag drei Stunden lang ins Fitnessstudio, sondern praktizieren mehrere kleine Einheiten den Tag über verteilt. Genau dasselbe sollten wir am besten auch als Praktizierende der Meditation tun. Also nicht die Kraftanstrengung der stundenlangen Sitzung im Lotussitz, die manche Übereifrige betreiben, nur um später mit schmerzenden Gliedern aufzustehen und am nächsten Tag völlig erledigt zu sein. Besser sind viele kleine Achtsamkeitsminuten über den Tag verteilt – das bringt gleichsam die wertvolle Kondition, von der auch unsere Intuition, die solcherart immer wieder aufs Neue gefördert und gefordert wird, erheblich profitiert.

2: Drei-Wochen-Training

Drei Wochen sind erfahrungsgemäß ein guter Zeitraum, um Meditation zu einem festen Bestandteil des Tagesab-

laufs zu machen und sie gleichsam spielerisch in den Alltag zu integrieren (diese Zeit ist nur ein Richtwert - es kann schneller gehen, aber bleibe auch gelassen, wenn es bei dir länger dauern sollte, denn das Erlernen neuer Gewohnheiten ist individuell).
Das gilt im Prinzip für alles, was du als Gewohnheit in Ihrem Alltag verankern willst, von der leidigen Raucherentwöhnung über die neue Diät bis hin zum täglichen Geigespielen oder Kleiderfalten nach Methode X und insbesondere auch für die Meditation, die wie eine neue Praxis ist, die wir nach ungefähr drei Wochen als eine Normalität in unserem Leben wahrnehmen werden. Ja, es wird sehr wahrscheinlich bald so weit kommen, dass wir unsere „tägliche Dosis Meditation" vermissen, wenn wir sie einmal vergessen sollten. Wichtig ist, dass wir nicht zu viele Übungen parallel machen und immer wieder auf die Übungen aus dem Buch zurückkommen, sodass sich eine Routine einstellt. Routine ist in diesem Fall nichts Negatives, sondern etwas sehr Positives, denn sie hilft uns, den Tagesablauf mit der Meditation als ein Ganzes zu erleben.

3: Spaß und Leichtigkeit beim Üben

Wenn wir meditieren, ist Gelassenheit eine Forderung und zugleich eine Folge. Das heißt, wir müssen gelassen sein – „gelassen sein" kommt von „loslassen" – und wir erzielen im Lauf der Meditation auch genau das, nämlich immer gelassener und befreiter zu werden. Wichtig ist jedoch auch immer die richtige innere Einstellung und Perspektive auf die Meditation – diese sollte spielerisch und locker sein. Zur Meditation sollten wir uns nicht zwingen oder selbst überreden, sondern uns gelassen dem Moment hingeben. Wie man das erreicht? Zum einen durch den tatsächlichen Spaß an der Sache, denn erfolgreich meditieren macht Freude, und zum anderen auch dadurch, dass man sich nicht zwingt, wenn man mal einen schlechten Tag hat, denn damit erreicht man das Gegenteil. Tägliches Üben in der Meditation erfordert einiges an Disziplin, doch wenn wir einmal wirklich so erschöpft oder abgelenkt sind, dass wir nicht meditieren möchten, geben wir uns einen Ruck – verkürzen wir die Zeit, aber meditieren wir immerhin. Fünf Minuten Training täglich sind besser, als einen Tag zu überspringen und danach ein schlechtes Gewissen zu haben … Also hat die tägliche Dosis Meditation sehr viel mit unserem Umgang mit uns selbst zu tun. Mit spielerischer Leichtigkeit und Freude gelingt es uns mit der Zeit immer besser, einen Moment für die Begegnung mit uns selbst im Hier und Jetzt zu finden.

4: Gleichgesinnte finden

Wer sich motivieren will, findet auch viel Unterstützung durch Gleichgesinnte. Unterschätzen wir niemals die Wirkung, die ein wohlgesonnener Freund oder Kollege auf uns haben kann! Nicht umsonst spricht der Buddha ja in seinen Sprüchen vom „Sangha", also von der Gemeinschaft, die den Meditierenden unterstützen kann. Diese Gemeinschaft hat ein enorm positives Potenzial, das uns fördern und in unseren positiven Absichten bestärken kann. Heute haben wir sogar das Privileg, uns unsere Gemeinschaft selbst aussuchen zu können (statt sie einfach vorzufinden und vielleicht keinen Anschluss zu erleben), und das Internet ist eine große Hilfe dabei. Wenn du in einer kleinen Stadt oder mitten im Nirgendwo wohnst, wo es keine Meditationsgruppe gibt, warum trittst du nicht einfach meiner Facebookgruppe bei? Auch der Onlinekurs zur Meditation eröffnet dir viele ungeahnte Möglichkeiten, mit einer Art von persönlicher Unterstützung in die Welt des Meditierens einzusteigen, und das bequem von Zuhause aus. Du siehst: Es gibt gar keine Ausrede mehr, weshalb man sich nicht der Meditation widmen kann. Und mit der Unterstützung von Gleichgesinnten, ob real oder virtuell oder beides, wirst du schon sehr bald große Fortschritte machen – und viel Spaß bei der Sache haben.

5. Beständiges Üben

„Mensch zu sein ist etwas Sonderbares: man ist nie fertig“ sagte die Lyrikerin Else Pannek (1932 bis 2010). Und sie hat recht, denn egal, was wir machen, üben und anstreben, wir sind nie an einem Endpunkt angelangt und können nie sagen, jetzt sind wir perfekt und lernen nicht mehr dazu. Das ist einfach eine Tatsache des Lebens und gehört zum Menschsein unwiderruflich dazu. Unvollkommenheit ist die „conditio humana“ (die menschliche Bedingung), wie der Lateiner sagt, der uns ja auch so wunderbare Wörter wie „Prokrastinieren“ beschert hat, das auf Deutsch einfach Aufschieben und Ablenkung bedeutet. Auch, wenn es um die Kunst der Meditation geht, gibt es keine Vollkommenheit, sondern lediglich graduelle Abstufungen vom Anfänger bis zum Fortgeschrittenen. Aber es gibt auch bei den fortgeschrittenen Kennern der Meditation nicht den Zustand der Vollkommenheit. Jeder lernt täglich noch etwas hinzu und das ist gut so. Der Effekt ist, man ist tatsächlich nie fertig damit. Das mag so manchen frustrieren, der gern an einem Endpunkt ankommen und vollkommen sein würde, doch es ist nicht zu ändern, damit muss man umgehen lernen. Integriere das Nicht-fertig-Sein als Gewohnheit! Das gilt für dein ganzes Leben und für die einzelnen Vollzüge, wie die Meditation, die auch nicht ab einem bestimmten Übungsstand automatisch immer zum Volltreffer wird, sondern immer wieder, täglich neu errungen werden muss. Doch mit der Integration des Unvollkommenen als Gewohnheit hast du dir selbst etwas Gutes getan. Damit kommt mehr Gelassenheit in dein Leben und viel Druck fällt weg – sowohl Druck, der dir von außen auferlegt wird, als auch innerer Druck, den du dir selbst machst.

Wenn du diese fünf Tipps im Alltag beherzigst (oder auch

nur zwei bis drei davon), wirst du in der Meditation schnell Fortschritte machen und deinen Intuitionsmuskel, wie ich ihn nannte, sehr schnell stärken und kräftigen können. Gute Gewohnheiten zu bilden hilft dir durch die Technik der Wiederholung und die immense Macht deines Unterbewusstseins, die erfahrenen Praktiken effektiv zu verankern. Die genannten Tipps wiederum helfen dir, gute Gewohnheiten erst mal zu erschaffen. Du siehst, es gibt auch im Positiven einen Sogeffekt oder ein Zusammenwirken von konstruktiven Kräften: Mache dir das Glücklichsein zur Gewohnheit, indem du es Tag für Tag in deinen Alltag integrierst. Mit den Anleitungen aus diesem Buch solltest du deinem Ziel ein großes Stück näherkommen.

JETZT GLÜCKLICH! PERSPEKTIVEN DER MEDITATION

„Perspektiven der Meditation“ – der Titel ist etwas widersprüchlich. Hat das Meditieren überhaupt eine Perspektive, also eine eigene Ausrichtung? Bedeutet Meditation nicht in erster Linie, sich ziellos hinzugeben an das Hier und Jetzt? Muss eine Meditation überhaupt perspektivisch sein, also ausgerichtet auf ein Ziel? Es gibt tatsächlich beides: das bloße Da-Sein im Moment mit aller Achtsamkeit, das für viele zu Recht das Wesen der Meditation ausmacht, doch andererseits reicht das Meditieren noch über die reine Achtsamkeitskultur hinaus. Das heißt, wer ernsthaft meditiert, will nicht nur temporären Stress abbauen, sein Unterbewusstes kennenlernen und Gedankenlenkung praktizieren – obwohl all das schon viel wäre und von den meisten Zeitgenossen unerreicht bleibt – sondern sogar noch mehr als das. Das wahre Ziel der Meditation, die eine spirituelle Übung ist, ist auch, den ganzen Menschen zu erfassen und seine Psyche zu veredeln. Wie du also mit der Kraft der Meditation emotional gesünder und psychisch stabiler werden kannst, siehst du im Folgenden.

IN ORDNUNG SEIN STATT IN ORDNUNG KOMMEN: DIE LÄNGST FÄLLIGE AUSSÖHNUNG MIT DEM EIGENEN ICH

„Ohne Freude kann die ewige Schönheit nicht recht in uns gedeihen.“

– Friedrich Hölderlin

Hast du die Glücksformel gelernt? Hast du verstanden, dass du schon komplett bist und nicht erst irgendeinen Faktor x in deinem Leben erwerben oder abbauen musst, um glücklich zu sein? Diese mathematische Gleichung, obgleich sie ja falsch war, hat dir die Augen über dein wahres Sein geöffnet, das schon vollständig ist. Und dieses wahre Sein ist zugleich auch der unsichtbare Beweger deiner Meditation, denn von ihm geht das Meditieren aus und es führt die Meditation zurück. Du hast erkannt, dass das Glück nicht in der Komplettierung durch irgendeinen äußeren Faktor zu erreichen ist (Konsum/Partner/Besitz/Prestige), denn du bist bereits komplett und bedarfst von daher gar keiner Vervollkommnung. Das heißt natürlich nicht, dass du perfekt oder ein kleiner Engel wärst. Es heißt nur (aber das ist viel!), dass du den Schlüssel zum Glück schon in dir selbst trägst und ihn nicht auslagern kannst oder musst auf Objekte hin. Deshalb ermahnt dich Buddha, die Kraft des Loslassens in deinem Alltag zu üben – loslassen meint hier, in Gedanken loszulassen von Objekten und auch, die Gedanken loszulassen, die dich behindern, erziehen oder verneinen wollen (Stichwort negative Glaubenssätze). Buddha sagt: „Lerne loszulassen, das ist der Schlüssel zum Glück." Glück ist kein Zufall. Es fällt nur dem zu, der bereit ist, loszulassen. Wer empfangen will, muss offene Arme haben! Dein Glück und deine Freude als das Ergebnis erfolgreicher Meditation, die wiederum eine Versenkung der Achtsamkeit im Hier und Jetzt bedeuten kann, ist für dich jederzeit erreichbar. Das ist dein Geburtsrecht als Mensch.

Übung, um negative Emotionen aufzulösen

Mit dem Schönen und Angenehmen arbeitest du gern, auch in der Meditation, doch an die eigenen negativen Emotionen – Wut, Trauer, Rachsucht, Ohnmachtsgefühle, Angst und Aggression – traust du dich selten heran. Umso wichtiger ist es aber, diese hochexplosive Ladung deines Unterbewusstseins kennenzulernen, um sie aufzulösen, denn ohne eine Auflösung kann sie dein Leben in eine Art Schleudersitz verwandeln. Am besten gehst du in mehreren Schritten vor, wenn du die negativen Emotionen aufspüren und bewältigen willst, wobei du zuerst in deine Intuition kommst und dann den Kör-

per sukzessive miteinbeziehst. Mache als Vorübung das bekannte „Pattern-Brake“: Sei spontan und drücke automatisch all die Emotionen aus, die in dir hochkommen wollen, gib jeder noch so kleinen Gefühlsregung durch dein „Gibberisch“ (Fantasiesprache) Ausdruck. Lache, weine, schreie, schlag auf ein Kissen ein, wenn du wütend bist, sei komplett verrückt und lass alles raus, was hochkommt. Mach das Ganze für ca. fünfzehn Minuten und sitze danach die gleiche Zeit still.
Hinweis: Das ist eine extrem kraftvolle Technik, um tiefsitzende angestaute Emotionen aufzulösen und seelische Balance herzustellen. Am Anfang wirst du dich vielleicht noch ganz komisch fühlen, wenn du so spontan in deinen Gefühlen aufgehst und dir ohne innere Zensur erlaubst, auch Negatives zu spüren, aber schon bald ist es ganz normal für dich. Mache diese Übung für einen Zeitraum von drei Wochen täglich, dann wirst du eine zunehmende innere Gelassenheit erleben, die dir im Alltag erhalten bleibt. Überschreite jedoch bitte nicht die Dauer von fünfzehn Minuten, weil du sonst eventuell zu tief gehst. Es hat sich in der Praxis immer wieder herausgestellt, dass fünfzehn Minuten perfekt sind, um die täglichen Gefühlsschwankungen auszugleichen und dich wieder wohl in deinem Körper zu führen.

Weiterführender Hinweis: Wenn du mehr willst für deinen täglichen Erfolg und Unterstützung durch Gleichgesinnte brauchst, werde Teil unserer Community, die sich mit der Praxisanwendung der Meditation befasst und dir auch Fragen beantworten kann: meister-der-gedanken.de/facebook

ICH UND DIE ANDEREN: DAS GRÖẞERE UMFASSEN UND DIE DINGE INS RECHTE VERHÄLTNIS SETZEN

„Geduld bringt Frieden. Wer Geduld hat, besitzt sich selbst. Wer sich selbst nicht besitzt, ist arm.“
– Ramon Llull

Eine sehr kluge Teilnehmerin meiner Coachings sagte einmal: „Wir können keine spirituellen Menschen sein, wenn wir nicht endlich emotional reifer werden.“ Damit meinte sie: Spiritualität bedeutet nicht Weihrauchschwaden und Glockengeläute, auch nicht zig antiquarische oder hochmoderne Bücher zu diesem Thema in deinem Schrank und diverse Reisen zu irgendeinem Guru oder Ashramtempel (wenngleich nichts dagegen einzuwenden ist, wenn man es im richtigen Bewusstsein tut – der Begriff der Spiritualität ist nur eben nicht darauf zu *reduzieren*). Spiritualität bedeutet in der Grundform, dass der Mensch ein stabiles seelisches Gerüst hat und seine Emotionen sowohl annehmen als auch loslassen kann – denn davon hängt alles ab. Spiritualität ist in gewisser Weise, psychologisch gesehen, eine Tätigkeit der gesunden Psyche mit einem Zugang zu ihren Emotionen. (Wenn dir an dieser Stelle ein innerer Widerstand aufgeht und du protestieren willst „Aber Spiritualität bedeutet doch den Kontakt mit dem höchsten Selbst, dem Seinsgrund, Gott“ oder wie auch immer du das nennen willst, dann halte bitte einen Moment inne. Frage dich bitte ernsthaft: Wie um Himmels willen willst du das denn erreichen, wenn deine eigenen Gefühle ständig Achterbahn fahren? Verstehst du, dass deine emotionale Reife eine echte Vorbedingung zu erfüllter Spiritualität ist und damit auch zur gelingenden Meditation?) Du hast bereits erfahren, dass emotionales Gleichgewicht ein unverzichtbarer Schlüssel zur Meditation ist. Denn das größte Hindernis auf dem Weg zur emotionalen

Reife, und damit eine schwierige Blockade für gelebte Meditation im Alltag, ist nicht der Nachbar, der gerade laute Musik einschaltet, wenn wir uns in Achtsamkeit konzentrieren wollen, oder die bahnbrechende neue Meditations-CD aus dem Online-Shop, die noch immer nicht eingetroffen ist, sondern ein Problem in unserem Innern: Es ist die große Anzahl an verdrängten negativen Emotionen, die uns das Leben schwer machen und unser tägliches Bewusstsein, und mehr noch unser Unterbewusstsein, massiv behindern.

Verdrängt werden die Emotionen immer dann, wenn ihre Existenz gesellschaftlich nicht anerkannt wird. Hier findet sich daher auch das ganze Arsenal der „Sorgenkinder unter den Gefühlen", nämlich Angst, Wut, Ärger und Aggression. Erst wenn du mit diesen inneren Blockaden gelassen umgehen kannst, wirst du dauerhaft emotional reifer und somit fähiger, die Chancen der meditativen Erfahrung zu nutzen und das Glück, das darin liegt. Denn das Glück liegt nicht im Umgehen von negativen Gefühlen (das funktioniert nicht), sondern im Gegenteil in der bewussten und gelösten Konfrontation mit ihnen. Die Herausforderung beschreibt auch die beliebte psycho-spirituelle Autorin Safi Nidiaye, die dir in ihren Werken einfühlsam zeigt, wie du auch mit negativen Emotionen positiv umgehst. Ihre Erkenntnis lautet: Du überwindest deine negativen Emotionen im Durchdringen und Auflösen derselben durch dein gelassenes Beobachten und Zulassen dessen, was ist. So wirst du insgesamt emotional stabiler und ausgeglichener und zugleich viel stärker in der Meditation – und in deinem ganzen Leben, denn dein emotionales Gleichgewicht strahlt auf alle deine Lebensbereiche aus. Die folgende Übung hilft dir nun dabei, dich auch deinen negativen Emotionen selbstbewusst zu stellen und sie durch Akzeptanz und Auflösung zu einem Helfer deiner Erkenntnis und deiner Stabilisierung als Person zu machen.

Wut und Ärger auflösen

Wut und Ärger sind die Emotionen, deren Verdrängung am weitesten verbreitet ist, weil in der Gesellschaft die

Anschauung gilt, man müsse immer nett und freundlich sein und dürfe nirgends anecken, damit Menschen einen mögen. Diese Vorstellung ist in Wahrheit ein Dogma, das heißt, ein nicht hinterfragter oder hinterfragbarer Glaubenssatz, der uns schon früh in der Schule, im Elternhaus und überall, wo wir durch die Werte der Gesellschaft sozialisiert werden, vermittelt wird. Doch spätestens im Erwachsenenalter merken wir, dass es schwierig bis unmöglich ist, diesem Dogma im Alltag immer zu entsprechen, daher staut sich mit der Zeit viel Wut und Frustration in uns auf. Die folgende Übung kann dir helfen, diese Wut abzubauen.

Die Übung zum Wut-und-Ärger-Auflösen erfordert Körperarbeit und geht auf körpertherapeutische Ansätze zurück, sie ist aber ganz einfach und kann von dir zu Hause ausgeführt werden. Mache zuerst eine Vorübung, die dich stärker in die Intuition bringt: Tanze, mache ein paar Minuten lang alles mit links etc. Dann nimm dir ein Kissen oder einen anderen weichen Gegenstand wie eine gefaltete Decke und prügle für zehn bis fünfzehn Minuten drauf ein. Lass alles raus, was sich in dir aufgestaut hat! Du kannst dir dabei das Gesicht deines Chefs oder deiner Schwiegermutter vorstellen oder einer anderen Person, auf die du wütend bist. Nun kommt das ungezügelte Moment: Stell dir vor, dass du dieser Person so richtig „die Fresse polierst“. Das hört sich erst mal sehr brutal an und bei vielen Menschen wird hier sofort Widerstand kommen, weil sie sich so etwas nicht vorstellen wollen. Es ist ein Grundproblem, das viele mit sich herumschleppen, dass sie ihre negativen Emotionen aus Scham total verdrängen. Erlaube dir hier einmal in Ruhe alle Gedanken und Vorstellungen, die in der Seele hochkommen, zu erspüren, denn auch diese sind ein Teil von dir, ob du das willst oder nicht. Vielleicht möchtest du ein lustiges Spiel aus dieser Übung machen, indem du einen Song der deutschen Gruppe „Die Ärzte“ dabei summst, den „Schunder Song“, denn dort heißt es so schwungvoll-energisch als Refrain: „immer mitten in die Fresse rein". (Du kennst diesen Song nicht? Das ist ein Fehler! Hör ihn dir ruhig mal an, er ist der perfekte „Soundtrack" für diese Übung und hat auch sonst sehr gute Lyrics. Nebenbei, es geht in diesem kritischen Song nicht um Gewalt als angebliche Lösung von Problemen, sondern im Gegenteil um die bekannte Tatsache, dass Gewalt Gegengewalt erzeugt.) Du kannst diese negativen Gefühle, Hass und Rachegelüste, Wut und Ärger nur dann dauerhaft loswerden, wenn du sie einmal bewusst wahrnimmst, wenn du dich ferner mit ihnen aussöhnst und sie im Laufe der Zeit als integralen Bestandteil von dir akzeptierst, der da sein darf und grundsätzlich auch seine Berechtigung hat. Hinweis: Mache diese effektvolle Übung für drei Wochen täglich, um akute Wut und Ärger dauerhaft abzubauen und um dadurch zuletzt auch Raum zu schaffen für neue, positive Emotionen.

Die obengenannte Übung, Wut und Ärger aufzulösen, ist tatsächlich die, die bei den meisten Menschen sofort auf inneren Widerstand stößt, weil sie sich mit den negativen Emotionen in ihrer Psyche gar nicht auseinandersetzen wollen. Viele – vor allem Frauen – wollen sich in der Meditation nur mit den lichten, sonnigen Seiten des Lebens und damit des Bewusstseins (denn Leben ist Bewusstsein) auseinandersetzen. Der Grund hierfür ist unsere Programmierung. Wir sind heute alle durch die Gesellschaft und die christliche Religion mit ihrer ethischen Forderung aus der Bergpredigt „Wenn dich jemand auf die rechte Wange schlägt, dann halte ihm auch die andere hin", so verbogen und irritiert, dass wir uns selbst verurteilen, wenn wir Gedanken der Wut, Aggression etc. gegen andere Menschen haben. Obwohl diese Gedanken doch ganz natürlich sind und ebenso zu uns gehören wie die positiv bewerteten Emotionen, die wir leben dürfen … Ich möchte das an dieser Stelle klarstellen: Ich habe nichts gegen die Bergpredigt und gegen die christliche Religion, doch alle

Buchreligionen sind in der Zeit und Kultur verhaftet, in der sie entstanden sind, und können nicht eins zu eins auf heute übertragen werden. Religionen sind wie Eltern – sie meinen es zwar gut, aber sie können sich irren. Oder haben deine Eltern immer recht gehabt? Dieses fast masochistische Ideal der Bergpredigt, dass man sich weiter schlagen lassen sollte, wenn man angegriffen wird, kommt aus einer Zeit vor über zweitausend Jahren, als im Nahen Osten die Kriege eskalierten (ja, schon damals war das so!) und Jesus Christus nach einer Reform gesucht hat, um die politischen Streithähne zu besänftigen. Sicher, auch heute noch hätte der Nahe Osten einen Friedenspropheten nötig, doch das, was dort seinen Platz hat, kann nicht unverändert für unser aller Alltag gelten, finde ich. Ich denke auch nicht, dass Jesus gemeint hat, dass wir Tante Annas Launen und unseren narzisstischen Chef widerspruchslos ertragen müssen, wenn sie uns schikanieren. Wir sollten also versuchen, uns von ursprünglich religiösen und dann gesellschaftlich verbreiteten Forderungen vom Liebsein um jeden Preis, die unserer Psyche nicht guttun und auch in sich nicht ganz stimmig sind, zu lösen. Auch unser eigenes Selbstbild, das uns immer sagt „Du musst unbedingt nett, freundlich etc. sein" trägt einen Teil dazu bei, dass wir uns bei Gedanken an Wut, Rache und Hass schlecht fühlen und uns verurteilen. Die logische Konsequenz eines solchen inneren Dilemmas ist eine Verdrängung negativer Emotionen und eine daraus folgende Selbstverurteilung, also eine Fehlhaltung, die sich langfristig in schwachem Selbstvertrauen, wenig Selbstliebe und vielleicht sogar Selbsthass ausdrückt. Durchbrich jetzt diesen Teufelskreis! Ich rate dir sogar, noch weiter zu gehen, als gelegentlich deine Wut zu spüren, und zuweilen auch deine eigene „dunkle Seite" zu leben. Wie du das machst, siehst du gleich im Anschluss.

Deine dunkle Seite leben

Wie du bereits weißt, versuchen wir ständig, einem gesellschaftlich konstruierten Selbstbild gerecht zu werden, um bloß nicht anzuecken und so, dass andere uns mögen. Kurz, eine Anbiederei, die auch das Idealziel des angepassten, durch die Konditionierung völlig gleichgemachten Bürgers ist. Allerdings vergessen wir dabei völlig die anderen Teile unserer Persönlichkeit wie Hass und Widerspenstigkeit, die genauso zu uns gehören wie die Anteile, für die wir Lob und Anerkennung finden, die wir aber immer wieder verdrängen. Aber auch diese Teile sind ein Teil von uns, wollen gehört und ausgedrückt werden. Sowohl das Erleben angestauter Wut und Aggression als auch die sogenannte „dunkle Seite“ gehören zu dem, was eine integrale Persönlichkeit ausmacht, und je mehr wir verstehen, auch diesen Aspekten unseres Seins Raum zu geben – natürlich, ohne jemandem zu schaden – werden wir innerlich reifer, gelassener und sogar weiser.

Deine dunkle Seite zu leben gestaltet sich als Übung ganz einfach, erfordert aber viel Überwindung, da du es hier mit anerzogenen Hemmungen zu tun hast. Lebe also die Charaktermerkmale aus, die du normalerweise versteckst. Wenn du normalerweise immer freundlich bist, dann sei ganz bewusst einmal unfreundlich, wütend, verärgert etc. Natürlich sollst du niemandem dabei schaden oder wirklich Nachteile bewirken für eine Person, sondern es geht lediglich darum, diese Teile in dir auszudrücken. (Das Ausdrücken kann sehr mild geschehen, schon ein forsches Nein oder ein Abstand genügt oft. Merkst du, dass du in deinen Gedankenschleifen, wenn du negative Emotionen zergrübelst, dich immer weiter steigerst und hochschaukelst? Wenn du aus den Gedanken gehst und hinein ins Spüren, wird dein Ausdruck sofort gemäßigter und du hast diese Übertreibungen nicht mehr nötig). Du wirst feststellen, dass eine große Erleichterung in dir aufkommt, wenn du dir gestattest, öfter mal das zu tun, was dir in den Sinn kommt, statt die gesellschaftlich gewollte höfliche Fassade zu zeigen. Nochmals: Es soll nicht darum gehen, dass du wie ein HB-Männchen durch die Gegend rennst, bei jedem kleinen Anlass in die Luft gehst und alle Leute durch deine Wutanfälle verschreckst. Doch viele Leute sind heute schon so überangepasst, dass es sie schon viel Überwindung kostet, einmal Nein statt Ja zu sagen. Sie bringen es einfach nicht über sich, die nervende Cousine nicht vom Bahnhof abzuholen, sondern ihr ein Taxi zu empfehlen, oder den frechen Drängler an der Supermarktkasse nicht vorzulassen, sondern sanft zurückzudrängen. Die dunkle Seite zu leben, bedeutet hier nichts anderes, als auf Provokationen der Umwelt nicht immer hinnehmend zu reagieren, sondern mal seinen eigenen Willen zu behaupten und seine eigenen Grenzen zu setzen. Richtig dosiert, tut das Grenzziehen gegenüber deiner Umwelt einfach gut und hilft deiner Persönlichkeit, reifer und integral gesünder zu werden, denn die Überanpassung und das Herunterschlucken von Frust kosten dich auch viel Kraft und Lebensfreude. Mache diese Übung einmal pro Woche für ca. eine Stunde und du wirst sehen, dass es dir mit der Zeit immer leichter fällt, authentischer zu reagieren, und dass sich dein Stresspegel und so manche soziale Angst (Angst vor Zurückweisung, Angst vor Öffentlichkeit) deutlich abbaut. Hinweis: Es wird immer Menschen geben, die sich befremdet zeigen, wenn du diese Übung machst. Diese Menschen sind höchstwahrscheinlich auch genau die, die es bequem finden, dass du immer ihre Fußmatte bist. Höre nicht auf deren Urteil, aber merke dir, wer sie sind: Deine besten Freunde sind mit Sicherheit woanders zu finden – dort, wo man dich respektiert, auch wenn du einmal nicht funktionierst.

Diese letzte Praxisübung, die eigene dunkle Seite anzuerkennen, ist mit Sicherheit die schwerste von allen, und deshalb habe ich sie an den Schluss gestellt. Wenn du bis hierhin mitgegangen bist auf dem Weg durch Theorie und Praxis der Meditation, wirst du auch diese Übung langsam umsetzen lernen. Es ist für viele Menschen wirklich die größte Herausforderung, sich den eigenen negativen Gefühlen zu stellen, doch sie hat auch zugleich den besten Effekt, weil sie dich von den Zwängen der gesellschaftlichen Konditionierung und von deinen Verdrängungen befreit. Mit dieser Übung machst du dich selbst frei für deine Intuition und nur du selbst kannst das für dich tun. Deshalb ermahnt uns Buddha, uns nicht auf andere zu verlassen, wenn wir seelisch heil und gesund werden wollen: „Niemand rettet uns, außer wir selbst. Niemand kann und niemand darf das. Wir müssen selbst den Weg gehen.“ Mit diesen Worten will der Meister der Meditation uns sagen, dass wir uns immer selbst – wie einst der Baron von Münchhausen an seinem Schopf – aus dem Sumpf unserer Ängste, Aggressionen und dunklen Emotionen ziehen müssen. Das klingt vielleicht ernüchternd und dennoch ist es richtig: Buddha will dir damit sagen, dass die Ursache deiner Probleme nicht irgendwo außen liegt, sondern dass du selbst für dein Leben verantwortlich bist und die Verantwortung auch übernehmen musst, wenn du glücklich werden willst. Sicher kannst du dir dabei gern Hilfe holen, wenn du bemerkst, dass du gerade ein Coaching brauchst, um deine Angelegenheiten zu klären, und ich helfe dir auch gern auf deinem Weg, so wie ich schon über 1.200 Menschen helfen konnte. Aber ich verrate dir auch, dass ein seriöser Coach dir deine Verantwortung für dein eigenes Leben niemals abnehmen kann, sondern dass er dir auch nur dabei hilft, selbst stark genug zu werden für diese Aufgabe. Das ist die letzte und größte Erkenntnis über die große Macht deines Geistes, wenn er aus dem Dunkel der Unbewusstheit ins Licht der Bewusstheit gekommen und zuletzt volle Bewusstheit geworden ist: Er rettet dich. Kein anderer – und nichts anderes.

HAST DU NOCH EINE MINUTE?

Hat das Buch dir helfen können? Wenn du glaubst, dass Buch kann anderen Menschen helfen, dann unterstütze mich bitte darin, das Buch an mehr Menschen zu bringen. Eines der wichtigsten Dinge für einen Autor sind dabei Rezensionen.

Es dauert nur eine Minute und es würde mir viel bedeuten, wenn du eine kurze Bewertung für das Buch hinterlässt. Eine Rezension kannst du hier hinterlassen: meister-der-gedanken.de/rezension

Printed in Poland
by Amazon Fulfillment
Poland Sp. z o.o., Wrocław

61477156R00092